大国医经典医案赏析系列（第二辑）

余听鸿经典医案赏析

总主编　吴少祯　李家庚
主　编　何丽清　储开博

中国健康传媒集团
中国医药科技出版社

内 容 提 要

　　余景和（1847～1907年），字听鸿，号少愚，又号萍踪散人，江苏宜兴人，为晚清名医。余景和师承孟河名医费兰泉3年，尽得其传，且对当时名家兼容并蓄，内科、外科造诣皆深，善治内科杂病，亦兼通妇科、儿科、喉科和外感病证。

　　本书以上海科学技术出版社1963年3月出版的《余听鸿医案》为蓝本，深刻辨析医案中的医理、精神，对案例中的诊治思路及用药规律进行归纳总结，充分反映余氏的学术思想，推广其临证经验，以启发后学。

图书在版编目（CIP）数据

　　余听鸿经典医案赏析/何丽清，储开博主编.—北京：中国医药科技出版社，2019.7
　　（大国医经典医案赏析系列.第二辑）
　　ISBN 978－7－5214－1191－1

　　Ⅰ.①余…　Ⅱ.①何…②储…　Ⅲ.①医案—汇编—中国—清代　Ⅳ.①R249.49

　　中国版本图书馆CIP数据核字（2019）第093467号

美术编辑　陈君杞
版式设计　易维鑫

出版　**中国健康传媒集团**｜中国医药科技出版社
地址　北京市海淀区文慧园北路甲22号
邮编　100082
电话　发行：010－62227427　邮购：010－62236938
网址　www.cmstp.com
规格　710×1000mm ¹⁄₁₆
印张　16¼
字数　235千字
版次　2019年7月第1版
印次　2019年7月第1次印刷
印刷　三河市万龙印装有限公司
经销　全国各地新华书店
书号　ISBN 978－7－5214－1191－1
定价　39.80元

获取新书信息、投稿、为图书纠错，请扫码联系我们。

编者的话

余景和（1847~1907 年），字听鸿，号少愚，又号萍踪散人，江苏宜兴人，为晚清名医。余景和师承孟河名医费兰泉 3 年，尽得其传，且对当时名家兼容并蓄，内科、外科造诣皆深，善治内科杂病，亦兼通妇科、儿科、喉科和外感病证。因其医德高尚，医术精湛，治病精思，屡起沉疴，名声大噪，故有"余仙人"之美誉。

《余听鸿医案》原名《诊余集》，刊印出版于民国七年（1918 年），在其殁后 12 年，由其婿丁仲英（丁甘仁次子，配余之三女以衡）、后学恽铁樵及子振基、振元校订。萧退庵为书名及扉页题字，恽铁樵撰《余听鸿先生家传》位于卷首，薛元超、丁元彦、郑传笈、丁泽周、陈德音、郑兆兰等六人为书作序。《诊余集》于 1963 年由上海科技出版社再版并更名为《余听鸿医案》，只保留了薛元超和丁元彦二序。《余听鸿医案》共辑录疾病 92 门，医案 119 则，所辑录医案主要涉及内、外、妇、儿等科。记载了余氏用经方治疗危急重证及疑难杂病的经过和体会，以及辑录的前贤验案及民间验方。文笔朴实，详而不繁，夹叙夹议，深入浅出，通俗实用。余氏治法全面，通权达变，不但精于常规治疗，对一些奇特治疗手段亦能应用自如，如催吐法、嗅鼻法等，常能起死回生，化险为夷。丁甘仁在《诊余集》序中云："吾吴医学之盛，甲于天下，而吾孟河名医之众，又冠于吴中。此不必远引古事，即证之吾友听鸿余君《诊余集》中而见矣！"足见《诊余集》的学术价值。《诊余集》书中所载医案大部分为余景和生平临证经验，此外还包括其恩师费兰泉先生和余景和朋友的医案，还有一些传诵的民间单方。《诊余集》是一本具有很高学术价值的医籍，为广大中医界所珍视，也为中医爱好者所欢迎。

本书以上海科学技术出版社 1963 年 3 月出版的《余听鸿医案》为蓝本。保留医案原貌，赏析力求做到言简意赅，条分缕析，深刻辨析医案中的医理、精神，对案例中的诊治思路及用药规律进行归纳总结，充分反映余氏的学术思想，推广其临证经验，以启发后学。

先生学术博大精深，编者水平有限，不当之处在所难免，敬请广大读者批评斧正，不吝赐教。

编者
2018 年 10 月

目　录

关 格

案1 津液大伤，胃气垂绝案

琴川赵姓女，年十九。

面色如常，毫无病容，脉见左弦右弱。余曰：木强土弱，肝木犯胃克脾，饮食作吐否？其父曰：然。即进疏肝扶土降逆之剂。明日又至，其父曰：昨日所服之药，倾吐而尽。余即细问其病之始末。其父曰：此病有一年半矣。余曰：何不早治？其父曰：已服药三百余剂，刻下只能每日饮人乳一杯，已月余未得更衣。余乃细询其前服之方，皆进退黄连汤、资液救焚汤、旋覆代赭汤、四磨饮、五汁饮、韭汁牛乳饮，俱已服过。又云：不但服药，而川郁金磨服已有三斤，沉香磨服亦有四五两。余曰：今之郁金，实即莪术之子，大破气血。伽南香虽云理气，其质是木，有气无味。二味多服，津液愈亏，胃汁愈枯，脏腑日见干涩。此乃杂药乱投，大伤津液而成关格也。余细细思之，取大半夏汤[1]加淡苁蓉、怀牛膝，金匮肾气丸绢包同煎。以取半夏之辛开滑降，甘草、人参生津养胃，生蜜甘润，甘澜水取其引药下行，增肉苁蓉之滑润肠腑滋膏，牛膝之降下而潜虚阳，再以金匮肾气丸温动真阳，云蒸雨施，藉下焦之阳，而布上焦之阴。服后仍倾吐而尽，余颇焦灼。问曰：人乳何以饮？其父曰：一杯作四五次方能饮尽。惟金匮肾气丸干者三四粒亦能下咽。余曰：得之矣。将原方浓煎，或置鸡鸣壶[2]内，终日炖温，频频取服。令病人坐于门前，使其心旷神怡，忘却疾病之忧。将肾气丸四钱干者，每次三四粒，用药汁少些送之。一日夜尽剂，就余复诊。余曰：别无他治，仍将蜜作肾气丸干咽，以原方药汁送之。服三四剂，忽然神气疲倦，面色转黄，一月余未得更衣，忽下燥粪两尺，卧床不能起矣，举家惊惶。余曰：下关虽通，上关仍闭，饮食仍不得下，幸而干者能咽，尚有一线生机。将肾气丸四钱，和入蒸饭四钱搞丸，将前方去苁蓉、牛膝，遵前法渐渐吞之。后仍前法再加蒸饭四钱，照法吞之。数日后，胃得谷气，食管渐润。肾气丸每日加服一钱，渐加至饭三四两，皆用大半夏汤吞之。后以饭作丸。用清米饮吞之，一日能进饭丸四两，再食以干饭。上格已开，腑气亦润，后用润燥养阴之品，调理三月而愈。所以仲圣之法，用之得当，如鼓应桴。人云：仲圣之法能治伤寒，不能治调理者，门外汉也。关格皆属津枯，倘用香燥以取一时之快，此乃暗藏利刃，杀人于无形之地耳。余于此症，焦劳两月，始能治痊，亦生平一快事也。

【注释】

[1] 大半夏汤：见于《金匮要略》卷中，方药组成为：半夏9克（洗完用）人参6克、白蜜20毫升。功效：补中降逆。主治胃反呕吐，朝食暮吐，或暮食朝吐等。

[2] 鸡鸣壶：一种特殊的茶壶。用铜、锡或陶瓷制成，下配可以燃烧炭墼的底座，以保壶中的茶水不冷。常备作过夜之用。《二十年目睹之怪现状》第二七回："回头一看，那点心早已整整的摆了四盘在那里，还有鸡鸣壶燉上一壶热茶。"

【赏析】

关格之名，古已有之。小便不通曰关，呕不能食格拒者名格。临床二者既可合并出现，亦可以小便不利为主，不必悉具。此证可见于水肿、癃闭、淋证等病的晚期，反映人体气机功能极度衰微，故多属危重之候。但本案中之"关格"，依据原文，当属于大便不通兼有呕吐，古亦称关格，读者须鉴别。

此案中，患者面色如常，毫无病容，故余氏初并未在意，以常规疏肝扶土降逆之剂治之，结果翌日患者父亲告曰："昨日所服之药，倾吐而尽。"药对证而服药反吐，细询方知，病程达一年半之久，观前医之方药，如郁金、沉香等，皆为大破气血之品。余氏认为"关格皆属津枯"，这类方药直接可导致津液愈亏，胃汁愈枯，脏腑日见干涩。因此虽已服药三百余剂，目前却只能每日饮人乳一杯。断言"此乃杂药乱投，大伤津液而成关格也"，取《金匮》大半夏汤加淡苁蓉、怀牛膝，金匮肾气丸绢包同煎，有补虚、润燥、降逆之功，按理说此为第二次开方，方证的对，应收佳效，结果服后依然是"仍倾吐而尽"。病至此，余氏亦颇焦灼。后从病人饮乳法悟到，药汁亦须频频少饮，及至"忽下燥粪两尺"，说明脏腑之气已通，后终收效。从中可以看出，服药方法的改变成为此案预后的关键转折。说明凡服药多少，要充分考虑患者的胃气与人体功能，若少壮而受病日浅者，宜量多而顿服；若羸弱而受病日深者，宜量少而频服。这一服药方法对今日临床亦可供借鉴。

关格为气化衰竭之候，人体一身之气化以肾气为根本。《素问》曰："肾者，胃之关。"此案中余氏令病人自始至终服用肾气丸，可谓治从其本，切中肯綮。肾主水，用肾气丸治疗关格，目的在于助气化，生津液。气化有序，津液输布，胃肠自然通润。且余氏用肾气丸，颇有章法，与饭为丸，培土和胃，更免桂附之燥烈。

余氏在本案中所表现出的过人胆识值得学习，他不拘成见，详询病情，数次调整用药，尤其在患者"神气疲倦，面色转黄，一月余未得更衣，忽下燥粪两尺，卧床不能起矣，举家惊惶"之际，仍能坚守己见，有理有法，向病家陈述病情取得信任，将治疗方案贯彻到底而终获全效，此中识见毅力，确非常人所能及也。

本案中适当的精神引导对于疾病的康复也起到了重要作用。患者赵姓女年十九，脉见左弦右弱，料其必有难言之隐，初始病因虽未明言，其人"面色如常，毫无病容"，故推测精神因素应是主要诱因，故于调养之际，"令病人坐于门前，使其心旷神怡，忘却疾病之忧"。移情易性，通过调节情志治病，此例可供参考。

尤为可贵的是，余氏在本案中以自身真实案例驳斥了"仲圣之法能治伤寒，不能治调理"的片面认识，证明了仲景方非独为外感而设，用之得当，亦可调理内伤疾病。此外，余氏在本案中还对部分医家治疗关格的用药流弊提出深刻的批评，"倘用香燥以取一时之快，此乃暗藏利刃，杀人于无形之地耳"。喻嘉言于《医门法律》中也曾曰："凡治关格病，不崇王道，辄操霸术，逞己之能，促人之死，医之罪也。"名医所见略同，足可为我辈警醒。

案2　津伤血少，便坚阴结案

琴川东周墅顾姓，年三十余。

素性好饮纵欲，肾虚则龙火[1]上燔，呕血盈盆，津液大伤。他医以凉药遏之。后年余，大便秘结，匝月[2]不解，食入即呕，或早食暮吐。又经他医投以辛香温燥，呕吐更甚。就余寓诊，余曰：大吐血后，津液已伤，又经辛香温燥，更伤其液，肝少血养，木气上犯则呕，肠胃干涩，津不能下降，则腑道不通，故而便坚阴结也。即进进退黄连汤[3]，加苁蓉、枸杞、归身、白芍、沙苑、菟丝、柏子仁、麻仁、牛膝、肉桂、姜、枣等温润之品。服四五剂，即能更衣[4]，其呕亦瘥。再加鹿角霜、龟甲胶，又服二十余剂乃瘥。至今已八年矣，或有发时，服甘温滋润药数剂即愈。此症如专以香燥辛温耗烁津液，关格断难复起。汪讱庵曰：关格之症，治以辛温香燥，虽取快于一时，久之必至于死。为医者当如何慎之。

【注释】

[1] 龙火：《汉书》曰："东宫苍龙房心，心为火，故曰龙火也。"

[2] 匝月：拼音 zāyuè，解释为满一个月。其中匝是帀的俗字，意为环绕、满的意思，环绕一周叫一匝。

[3] 进退黄连汤：进退黄连汤是清代名医喻昌在《医门法律》中治疗关格的化裁方，组方即《伤寒论》之黄连汤。《古方选注》评曰：黄连汤，仲景治胃有邪，胸有热，腹有寒。喻嘉言旁通其旨，加进退之法，以治关格，独超千古，藉其冲和王道之方，从中调治，使胃气自为敷布以渐通于上下。如格则吐逆，则进桂枝和卫通阳，俾阴气由中渐透于上，药以生用而升；如关则不得小便，则退桂枝、减黄连，俾阳气由中渐透于下，药以熟用而降；如关而且格者，阴阳由中而渐透于上下，卫气先通则加意通卫，营气先通则加意通营，不以才通而变法，斯得治关格之旨矣。

[4] 更衣：即大便，属雅称。

【赏析】

此案患者顾某下为"大便秘结，匝月不解"，上为"食入即呕，或早食暮吐"，此病亦属关格范畴。考察原因，与其人"素性好饮纵欲"的习惯密切相关。酒为湿热之品，嗜饮一则容易伤脾，二则容易酿生内热。纵欲则危害更大。血为阴，气为阳，阴阳之所凝结为精。精含乎骨髓，上通髓海，下贯尾闾，人身之至宝也。故一天之水不竭，则耳目聪明，肢体强健，如水之润物，而百物皆毓；又如油之养灯，油不竭，则灯不灭。故正常生理条件下心肾相交为既济。盖心君火也，火性炎上，常乘血气之未定。炽为淫思，君火一动，则肝木之相火皆动，肾水遭铄，泄于外而竭于内矣。此即文中所说的"肾虚则龙火上燔"的根本原因。

患者阴虚而内热，加之脾胃受损，导致热迫血行，故见"呕血盈盆"，此时本应从阴论治，施以育阴清热，可"他医以凉药遏之"，这就是单纯的对症治疗，不知热有虚实之分，只看到热象，而未考虑热象的原因是由于阴虚所致，故为误治。患者继而出现便秘和呕吐便不难理解，这是在津液大伤的基础上，又以凉药复伤其阳气的原因。此时病已成阴阳俱虚之证，结果"又经他医投以辛香温燥"，貌似对证，实则"更伤其液，肝少血养，木气上犯则呕，肠胃干涩，津不能下降，则腑道不通，故而便坚阴结也"。治疗到这个程度，患者别无他法，方才求诊于余氏。余氏细析病情，以清代名医喻昌进退黄连汤与之。此方为喻氏治关格证常用方，关格上则呕吐不纳，下则二便不通，用此方或进或退，犹握枢而运，使之透达于上下，故曰进退黄连汤。此方寒热并用，有疏通阴阳上下之功。余氏一贯认为"关格皆属津枯"，故于进退黄连汤之上，"加苁蓉、枸杞、归身、白芍、沙苑、菟丝、柏子仁、麻仁、牛膝、肉桂、姜、枣等温润之品"，可谓标本兼治，治病求本。斯药对证，其效如神。患者"服四五剂，即能更衣，其呕亦瘥。再加鹿角霜、龟甲胶，又服二十余剂乃痊"。

余氏医案不仅详录前因后果，而且能提出自己的观点，这是他难能可贵的地方。文末他又重申关格治疗的禁忌证，明确反对以香燥辛温之品治疗关格的弊端。"此证如专以香燥辛温耗烁津液，关格断难复起"。并引汪讱庵语："关格之证，治以辛温香燥，虽取快于一时，久之必至于死。为医者当如何慎之。"此案有叙有论，主见分明，不禁令人信服。

此案另有一启示值得重视，那就是中医治未病的思想。患者顾某自身不知养生，素性好饮纵欲，这是属于典型的的不良生活方式病。《素问·上古天真论》曾曰："今时之人不然也，以酒为浆，以妄为常，醉以入房，以欲竭其精，以耗散其真，不知持满，不时御神，务快其心，逆于生乐，起居无节，故半百而衰也。"观今之人，类似行为仍比比皆是，待病已成而后药之，乱已成而后治之，譬犹渴而穿井，斗而铸锥，不亦晚乎？可不警醒乎？

关格兼痿

案　津伤胃枯，关格兼痿案

庚午，余治琴川孝廉邵君蔓如。

生平嗜饮过度，且有便血证，便血甚多，始则饮食渐少，继则四肢痿软，后即饮食不得入，手不能举，足不能行，邀余诊之。询其颠末[1]，每日只能饮人乳一杯，米粉粥一钟而已。春前医之方，皆服芳香温燥。诊脉弦涩而空，舌津燥。余曰：此乃血不养肝，津液干涩，食管不利。夫格证皆属津枯，刚燥之剂亦在所禁。痿属血少不能荣养筋络。多服燥烈芳香，胃汁枯，津液伤，痿证已成，格亦难免。即进以养血润燥之品。服五六剂，格证渐开。余思草木柔润之剂，难生气血，亦不能入络，因其好酒，便血太多后起此证。即进以血肉有情之品，虎骨、鹿骨、龟甲等胶，牛筋、蹄筋、鹿筋、羊胫骨、鸡翅及苁蓉、线鱼胶、枸杞、归身、巴戟、猪脊筋大队滋补重剂。服十余剂，关格大开，渐能饮食，手足痛势已舒，手略能举，步稍能移。后即将此方加羊肾、海参、淡菜共十七味，约四五斤，浓煎收膏，服四五料，步履如常，饮食亦复，手亦能握管矣。古人云：精不足者，补之以味。其言洵不诬也。

【注释】

[1] 颠末：始末，事情自始至终的过程。

【赏析】

患者嗜饮则易生湿热，下焦湿热灼伤肠中血络，致使出现便血证。便血量多，则耗伤津血，伤津化燥，再则湿热壅滞中焦，"阳气太盛，则阴气弗能营也"，从而阻碍胃之受纳功能，使饮食不得入，形成关格证。又多服芳香温燥之品，则更耗气血。饮食不得入则气血乏源，加之湿热之邪与前服芳香温燥之品并行耗伤，使患者体内气血严重亏乏，四肢失于濡养，手不能举，足不能行，形成痿证。《类证治裁·卷之三》曰："关格者……最忌燥热劫阴，法宜甘润滋液。"

关格乃久病，非积弊而难成。多先有调摄不当而导致的自身体质原因，后又有治疗处理不当的外部继发因素。余氏自言，关格证皆属津枯。此案邵某与前案顾姓发病很相似，顾某"好饮纵欲"，邵某"嗜饮过度"，顾某"呕血盈盆"，邵某"便血甚多"，均属于导致津液损伤的直接原因。

病成之后，顾某"又经他医投以辛香温燥"，邵某则"前医之方皆服芳香温燥"，格证忌刚燥之剂，医家不识，用药反其道而行之，读案至此，真有二人乃难兄难弟之感慨。感慨之余，不禁心生疑问，为何"他医""前医"都选择芳香温燥之法，其中必有原因。温燥之法本无偏，用之不当才是偏，芳香温燥之剂功在祛湿，若为脾虚湿盛之人，应属正治之法。关格中案2顾某，症见便秘，食入即呕、早食暮吐，本案中邵某饮食渐少，四肢痿软，手不能举，足不能行。如果单单分析这几个症状，这确实多见于脾虚之人，运化无力则便秘，生化不利则饮食渐少，气血无源则四肢痿软，手不举而足不行，多么典型的一派脾虚之象，用温燥之药似乎很对证。可是，这正是中医强调辨证的意义所在，若单纯见症治症便可治病，则人人可为良医。顾某和邵某虽症见脾虚之象，原因却与津液大伤有关，若不细审其因，贸然治之则成误治。中医讲究细询病史，三因制宜，原因无他，只有了解病人生活的环境，才能了解病人得病的由来，才能对人体的体质得出判定，这一点，对于临证识证很重要。

另此案为关格兼痿证，血肉有情之品的使用也是余氏用药的一大特色。所谓"精不足者，补之以味"；《古今医统大全·痿证门》指出："痿证当养血补气则脾实而肺清"；朱丹溪亦曰："痿证切不可用发散之剂。痿为气血虚，主于补养。补其气以实脾土，则四肢运用，而筋有所滋则肺清；养其血以润燥，则宗筋束骨而利机关，何痿病之有？"因此，本例关格兼痿证当从滋补气血入手治疗。血肉有情之品滋补力更强，故医者用大队血肉有情之品并用重剂，大补气血，使中州复振，关格开通，痿证得解。方中用虎骨、鹿骨、羊胫骨和牛筋、蹄筋、鹿筋、猪脊筋等，亦体现了"以形补形，同类相求"的治疗思想，使患者痿弱之筋骨得以充分滋养。病久宜缓治，故用膏剂厚味善后。

痿

案1　阴虚血弱，肾精不足案

琴川小东门王姓，年约十七八。

素有滑泄遗精，两足痿软，背驼腰屈，两手扶杖而行，皮枯肉削。彼云：我有湿气，已服三妙汤[1]数十剂，罔效[2]。余曰：瘦人以湿为宝，有湿则肥，无湿则瘦。观其两腿大肉日削，诊脉两尺细软。《难经》曰：下损于上，一损损于肾，骨痿不能起于床。精不足者，补之以味。损其肾者益其精。如再进苦燥利湿，阴分愈利愈虚，两足不能起矣。进以六味地黄汤，加虎骨、龟甲、鹿筋、苁蓉、大剂填下滋阴。服十余剂，两足稍健。再将前方加线鱼胶、鹿角霜等，服十余剂，另服虎潜丸[3]，每日五钱，两足肌肉渐充，步履安稳。

治痿诸法，《证治准绳》各书言语甚为纷繁。以余思之，用法当简，惟干、湿二字足矣。如花卉菜蔬，过湿则痿，过燥则痿，人之痿而不振，亦惟干、燥二字尽矣。看痿之干湿，在肉之削与不削，肌肤之枯润，一目了然。如肉肿而润，筋脉弛纵，痿而无力，其病在湿，当以利湿祛风燥湿。其肉削肌枯，筋脉拘缩，痿而无力，其病在干。当养血润燥舒筋。

【注释】

[1] 三妙汤：药物组成：黄柏、苍术、牛膝，功效清热燥湿，可用于治疗筋骨疼痛，或湿热流注，腰下作痛等。

[2] 罔效：拼音 wǎngxiào，没有效果。

[3] 虎潜丸：药物组成：黄柏、龟甲、知母、熟地黄、陈皮、白芍、锁阳、虎骨、干姜。功效滋阴降火，强筋壮骨。可用于治疗肝肾阴虚，精血不足，筋骨软弱，腿足消瘦，行走无力，舌红少苔，脉细弱。现多用于脊髓灰质炎后遗症、慢性关节炎、中风后遗症而属肝肾不足者。

【赏析】

《素问·痿论》云："治痿者，独取阳阴。阳明者，五脏六腑之海，主润宗筋，宗筋主束骨而利机关也。"余先生深悟经旨，他对痿证的诊断，从阳阴主肌肉与宗筋的营养入手，注重干湿二字，非常简明扼要。他说："治痿诸法，《证治准绳》各书言语甚为纷繁。以余思之，用法当简，惟干、湿二字足矣。"对于两种痿证的鉴别，余氏还提出了一个很容易鉴别的小方法，"看痿之干湿，在肉之削与不削，肌肤之枯润，一目了然。"如何鉴别诊断，余先生的经验为："如肉肿而润，筋脉弛纵，痿而无力，其病在湿，当以利湿祛风燥湿；其肉削肌枯，筋脉拘缩，痿而无力，其病在干。当养血润燥舒筋。这里的干、湿二字，既是肌肉之"干枯"与"湿润"的代名词，又可以作为阳明津液之"干"与太阴运化之"湿"去理解。从余先生医案中可以看出，他所说的"湿痿"就是肥人之痿，肌肉并不痿缩；"干痿就是瘦人之痿，必见肉削皮枯。这个方法简单易辨，临床很是实用。这是因为肌肉为阳明所供养，肌肉之削盛枯润反映了阳明（与太阴）经气之多寡。

余氏诊治痿证的经验，可谓发挥古义，立意新颖。此案中王姓患者，年约十七八，本正值青春年少，却因素有滑泄、遗精之史，导致其精气外泄而酿成重疾。文中描述王某"两足痿软，背驼腰屈，两手扶杖而行"，如果不是事先知道患者信息，还会以为这是一个垂垂老者的蹒跚形态，可想而知该患者精气虚弱的程度。患者已经身无气力，皮枯肉削，却还自认为身有湿气，自服三妙汤数十剂。三妙汤苦燥利湿，本为湿热而设，若因湿邪困阻而致痿者方为适合，本患者精气已伤，再用三妙汤属误治，则阴分愈利愈虚，会导致患者精气进一步外泄，不仅"两腿大肉日削"，甚至会出现"两足不能起"，精气不能充盈鼓动脉道，故诊脉两尺细软。

综上，患者属于痿证之干者。病证既明，治疗便迎刃而解。精不足者，补之以味。损其肾者益其精。余氏以六味地黄汤为底，酌加虎骨、龟甲、鹿筋、苁蓉等大剂血肉有情之品填下滋阴。服药后，患者两足稍健，肌肉渐充，步履安稳，效果令人满意。

治痿独取阳明，前人多从脾虚立论，常用补气健胃之药，今读余氏医案，深感余氏识见之高与经验之可贵。不唯诊断泾渭分明，简单易学，其所用方药亦多贴切有效，值得我辈借鉴。

案2　内湿外寒，湿毒流注案

余治痿证甚多，今忆两条，未尝不可为规则也。

治翁府船伙钱姓，至上海骤然两足痿软无力，不能站立。就诊于余。诊其脉带涩兼数，按之数更甚，口中臭气不堪，小便短赤，茎中涩痛。问其上海宿妓否？答曰：住宿两宵。可曾受湿否？曰：因醉后在船篷上露卧牛夜[1]，即两足痿软，不能起立。余见其两足微肿，扪之微热。余曰：此乃酒湿之热内蒸，露湿之寒外袭，化热难出。又房事两宵，气脉皆虚，湿毒流注于经络。即进以草薢、猪苓、赤苓、泽泻、薏仁、木通、黄柏、牛膝、土茯苓、丹皮、草梢、桑皮等，服三剂，两足渐能起立。后以北沙参、麦冬、石斛、薏仁、甘草、茯苓、草薢、牛膝、知母、黄柏、桑皮、桑枝等，再服四五剂，步履如常。此治湿热流注之痿也。

【注释】

[1] 牛夜：当为半夜。

【赏析】

第一案为余氏治疗湿性痿证的典型案例。开篇就把病史交代的很清楚，患者钱某本为健康之人，去了上海一趟而发为痿证。因此患者在上海的经历就成为余氏辨证的主要切入点。由于患者除了"两足痿软无力"之外，尚伴见"小便短赤，茎中涩痛"，按今天理解，这是伴有泌尿系感染的表现，因此径问其"宿妓否"，答曰：住宿两宵。再问其"曾受湿否"，曰：因醉后在船篷上露卧半夜。患者先是因房事两宵，导致气脉皆虚；加之酒湿之热内蒸，露湿之寒外袭，化热难出，湿毒乘虚流注于经络，导致两足痿软无力，不能起立。患者脉象涩数，涩为不足之象，数为有热；两足微肿，扪之微热，口中臭气不堪，证属湿热内阻无疑。治疗当以祛湿清热解毒为主，先是进以草薢、猪苓、赤苓、泽泻、薏仁、木通、黄柏、牛膝、土茯苓、丹皮、草梢、桑皮等，服三剂，患者病情好转，两足渐能起立。二诊，虑其渗利伤阴，因此酌加养阴清热之品，配以北沙参、麦冬、石斛等，合薏仁、甘草、茯苓、草薢、牛膝、知母、黄柏、桑皮、桑枝等，再服四五剂，患者步履如常，已趋康复。

余氏论述此案，井井有条，辨证分明。在此案中，患者非久虚之人，偶因调摄不慎而犯病，故余氏首诊重在驱邪，从湿论治，所用药物也符合其"利湿祛风燥湿"的法则。

这个医案，读来颇有意思。尤其余氏径问其"宿妓否"一段，可谓洞悉病情，一语中的。上海历来都是经济发达之地，商业贸易繁华，一个船伙来到这花花世界，必定会趁机寻欢作乐一把，这也从侧面反映了余氏作为一名医生生活阅历的丰富与问诊经验的纯熟。为医者应善于察言观色，亦当了解民生疾苦与喜乐，事事洞察皆学问，人情练达即文章，进门休问荣衰事，一看形容便得知，否则见病不知由，审证不知因，何能成为名医。

案3　香燥误伤，食疗取效案

又治一干痿，常熟小东门外东仓街程筠章，自四月寒热，经他医治至九月，先以牛蒡、豆豉、枳壳、厚朴等，至夏以藿香正气之类，至秋以厚朴、枳壳、赤苓、腹皮等，均系燥湿淡渗之品，服百余剂，以致遍身肌肉削脱，筋脉拘挛，四肢蜷缩不能伸，手不能举，足不能立，十余日未能饮食，月余不能更衣。王姓医仍进以香燥淡渗。后邀余诊，见其口唇上吊，齿露舌干，不能吸烟，烟膏从齿缝中吞之，饮以稀粥，噎而难入，匝月不更衣，众皆谓不起之症。余笑曰：此症最易治，断断不死。众问故。余曰：精不足者，补之以味。损者益之，燥者润之。当先用老肥鸭一只，水海参一斤，猪蹄一斤，三物用大沙罐煨之糜烂，以布滤去渣滓，吹去油质，将此汁加以葱、姜汁少许，酱酒和好炖温，随其量饮之。使其食管腑道润滑，再论服药。依法制服，饮之数日，似乎喉间稍爽，能下稀粥。再以大剂虎潜法去锁阳，服四剂，其热已平。再立一方，熟地一两，淡苁蓉五钱，牛膝三钱，龟甲一两，虎骨五钱，蹄筋五条，麦冬五钱，石斛五钱，陈酒二两，芝麻五钱，煎浓汁饮之，以鸭肉、海参汁助之。服十余日，大便更燥屎数尺，胃纳渐醒。服至四十天，肌肤润滑，两足渐能起立行走。服至百余剂，胃气大苏，两手渐能举矣。后调理二百余天，手指仍然无力，尚不能握管作小楷，肌肉虽充，肢尚少力，今已七年，尚未复元。如不以大剂滋润，藉灌溉之功，此证不死何待。服燥药百余剂，滋膏竭尽，医家病家，两不醒悟，岂非奇闻？余将痿证之干湿两条，录之以质高明，未识然否？

【赏析】

程筠章一案为余氏治疗干性痿证的又一典型案例，论述尤详。患者于四月外感寒热，他医治至九月，凡经五个月的治疗，服百余剂汤药。虽然努力，但是结果令人失望。究其原因，初先以牛蒡、豆豉、枳壳、厚朴等，至夏以藿香正气之类，至秋以厚朴、枳壳、赤苓、腹皮等，所用药物均系燥湿淡渗之品。燥湿淡渗太过则伤阴尤甚，津液不能濡养，以致遍身肌肉削脱，筋脉拘挛，四肢蜷缩不能伸，手不能举，足不能立，十余日未能饮食，月余不能更衣。

有病不治，常得中医。学术不精，庸医害人。名医岳美中先生当年曾以"治心何日能忘我，操术随时可误人"自警，此案中患者之所以最终酿成重疾，可以说和王姓医的误治有直接关系。患者服药已经百剂，病情毫无起色，王姓医仍固执己见，不思变通，进以香燥淡渗之品，最终导致患者津液欲竭，口唇上吊，齿露舌干，饮以稀粥，噎而难入，匝月不更衣，而成不起之证。遇到如此重证，余氏不惊反笑，曰：此证最易治，断断不死。一个笑字透漏出的是余氏对于疾病的信心。余自云："治痿证甚多"，试想如果没有多次成功的救治经历，没有对疾病深刻的理解，何敢如此贸然，足证余氏临证经验的丰富。

"其肉削肌枯，筋脉拘缩，痿而无力，其病在干，当养血润燥舒筋。"余氏在本案中对于程某的治疗法则与用药基本与前案王某接近，也是采用"精不足者，补之以味"之大法，损者益之，燥者润之。前案已经详析，兹不赘述，所需注意的是，余氏在本案中配合使用食疗的方法。余氏由于学有根柢，思路开阔。其临证治疗方法灵活多变，加之他医德高尚体贴人，用药多以简、便、效、廉为原则。因而，取法自然的一些较为独特的疗法在其医案中屡见不鲜，尤其对食疗更为推崇。其实中医药学中历来就有"药食同源"之说，从历史上考察，中药与食物是同时起源的。《淮南子·修务训》称："神农尝百草之滋味，水泉之甘苦，令民知所避就。当此之时，一日而遇七十毒。"可见神农时代药与食不分，无毒者可就，有毒者当避。随着经验的积累，药食才开始分化。《内经》对食疗有非常卓越的理论，如"大毒治病，十去其六；常毒治病，十去其七；小毒治病，十去其八；无毒治病，十去其九；谷肉果菜，食养尽之，无使过之，伤其正也"，这可称为最早的食疗原则。此案中，先用老肥鸭一只，水海参一斤，猪蹄一斤，三物用大沙罐煨之糜烂，以布滤去渣滓，吹去油质，将此汁加以葱、姜汁少许，酱酒和好炖温，随其量饮之。使其食管腑道润滑，再论服药。后又以鸭肉、海参汁助之。这种方法，既不伤胃气又易于为病人接受，突出了食疗的优点，故为余氏所常用，对于今日临证亦颇多启示。

虚　胀

案1　中宫虚馁，三服胀消案

朱云卿洞庭山人，年三十六七。

在琴川老吴市典[1]为业，有气从少腹直冲胸膈，腹胀如鼓，坚硬脐突。屡服槟榔、枳壳、五皮等消导克伐之品，愈服愈胀，匝月未得更衣，两足渐肿，小便不爽，而上[2]色泽渐枯，胃气日愈，欲回籍袖手待毙矣。吾友松筠张君，偕至余寓就诊。余曰：脉迟涩而肌肤枯暗，腹硬而坚，不得更衣，此乃冲、任、足三阴、肝、脾、肾阳虚，阴气之所结也。冲脉起于气街，挟脐而上。任脉起于中极之下，循腹里，上关元。足三阴之脉，从足走腹。冲脉为病，气逆里急。任脉为病，男子内结七疝。肝脉为病，有少腹肿满。少腹气冲于上，此乃冲疝之类也。阳气虚不能运行，阴寒之气，蟠结于中，结聚不消。况下焦阴气上升，非温不纳。中宫虚馁[3]，非补不行。投以东洋参、白术、鹿胶、附桂、茴香、巴戟、苁蓉、枸杞、菟丝、姜、枣等温补滑润之品。服一剂，胀更甚。余曰：此气虚不能运药也。若更他法，则非其治。强其再服一剂，胀益甚，且气阻不爽。余再强其服一剂，忽然气从下降，大解坚粪甚多，其腹已松，气归于少腹角，一块如杯。余曰：当将此方购二十剂，煎膏缓缓服之。服尽而愈。所以治胀病当分虚实脏腑为最要。此症若疑实胀，投以破气攻伐，断无生理矣。然不能辨之确、断之的，见投剂不效，即改弦易辙，有不致偾事者乎。故治病以识症为第一。

按：此胀属肝脾肾。

【注释】

[1] 典：用实物作典押来借钱；典押；典当。

[2] 而上：依据前后文，此处恐为"面上"之误。

[3] 馁：饿，后引申为丧失勇气之意。

【赏析】

此案为余氏《诊余集》中又一绝顶好案，治疗过程与开篇之琴川赵姓女极为相似，都属病情极重，余氏一人独任力挽狂澜；服药过程中都出现了不效反重的情况，前案赵姓女是服药一吐再吐，此案中朱云卿一胀再胀，余氏坚持己见，不改初衷，前案中调整了用药方法，少量频频饮之，此案中则"一意孤行"，守方继进，最终获效。

肿胀一症，临证常见。余氏在本案中提出一个大的治病原则，即"治病以识症为第一"。具体而言，"治胀病当分虚实脏腑为最要辨证"。识证不明，治必盲目，甚至南辕北辙，不分虚实，则易犯虚虚实实之弊。此案中，朱云卿腹胀如鼓，坚硬脐突，气从少腹直冲胸膈，两足渐肿，小便不爽，匝月未得更衣，虽有腹胀二便不通之症，但也有色泽渐枯胃气大伤之象，本不该认定其为完全的实证。患者在治疗过程中屡服槟榔、枳壳、五皮等消导克伐之品，结果却愈服愈胀。这一服药反应对于辨别其疾病虚实属性是一个很重要的信息，古人有"再兼服药参机变"之训，若为实胀，服用行气消导之品早该邪去正安，何至于愈服愈胀。这也从反面证明了这是一个由于机体功能不足，运化无力，气化不足，因虚致实导致的典型虚胀患者。患者在服用余氏的温补药物之后，并没有马上药到病除，反而出现"胀更甚""胀益甚"，余氏分析，此为虚不受补，气虚不能运药也。故两次强其再服一剂。终于气从下降，大解坚粪甚多，便出而腹胀得松解，后守方20剂而愈。足证余氏认证之准。

这一病案也对我们大夫有诸多启示，面对服药反应如何守方。患者服药后如果没有收到理想的效果，有时候并非辨证不准，而是患者机体功能尚未恢复的表现。这时候一定要叮嘱患者坚持治疗，否则轻易改弦易辙，将功亏一篑。试举一例加以说明，在伤寒论中《伤寒论》第278条曾言"脾家实，腐秽当去"，这一条文应该记载的就是部分虚寒证患者服用四逆辈药物后反而出现下利增加的现象。所谓的"脾家实"即正气充实，脾阳恢复之义。下利为"脾家实"的外在表现，是人体正气祛邪外出的一种方式。脾阳恢复，正气得充，体内湿气必然会随之排出于外，在一段时期内出现下利增多的现象是佳兆。这种下利有2个特点：一个特点就是在下利过程中，患者精神是慧爽的，不是萎靡不振的；第二个特点，这种下利会逐步自行减少，大便形状会逐步正常。笔者在临床中经常会遇到此类现象，初时会以为病情有变，后来反而是患者主动反馈打消了大夫的疑虑。患者会讲，虽然下利，但是肚子并没有什么不舒服，精神反而比以前好。因此，真正和患者成为朋友，向患者学习是我们身为大夫的必修课。

此案中，余氏引经据典，此为有理；细析病症，此为有据；投以温补滑润之品，此为有方；认为此病属虚，此为有法；反对一见肿胀，即投以槟榔、枳壳、五皮等消导破气攻伐之品，此为有破；力主治病以识症为第一，辨证施治，此为有立。总之，此案有理有据，有方有法，有破有立，读者宜精读深思。

案2 久痢便血，专事温补案

常熟西门俞义庄俞濂洲先生之少君瑞舒世兄，年二十三四。

时正酷暑，邀余诊之，腹胀如鼓，足肿卧床。余问其病由，素有便血症。按脉极细，小便短赤。余曰：此乃久痢便血，脾肾两虚，土败之症也。观前医之方，大约槟榔、枳、朴、五皮、香砂、苓、泻之类。余曰：此症非大用温补助火生土，断难有效。使其向虞山言子坟上取黄色泥土百斤，将河水搅浑澄清，煎药、炊茶、煮粥均用此水。若水尽再换泥一石，搅水两石，用尽再换，取土可补土之义。进参、术、附、桂、补骨脂、益智、黄芪、枸杞、巴戟、杜仲、熟地等大剂，腹上系绳紧束。服大补药三剂，以绳验之，约松三指许。后余恐其太补，方中稍加枳壳，所系之绳，仍紧如故。以此验之，破气之药一毫不能用也。专以温补大剂，服百余剂，其胀已消，约用去熟地四五斤，参、芪各四五斤，杞、仲、术等称是。起床后服金匮肾气丸并补剂而瘥。至今六年，惟行路常有气喘耳。下焦之虚，不易填也。

按：此胀属脾肾。

【赏析】

本案亦属虚性腹胀，故治疗不可轻言攻伐，而应温补为主。患者的病因很明确，久痢便血，因此正气不足，脾肾俱虚，气化不利则肿胀旋起，小便短赤为津液不足的表现，脉细为正气不足的确证。患者呈现如此虚证，虽与素体便血体质有关，也与前医乱事攻伐有密切联系。余氏于案中提到，此证需要温补，而且必须是大用温补。因此，药物选择参、术、附、桂、补骨脂、益智、黄芪、枸杞、巴戟、杜仲、熟地等大剂温补脾肾。同时为了保证服药效果，余氏于本案中对于患者煎服调摄用水均有细致要求，取以土补土之义，嘱患者以黄土和水搅浑澄清后使用。名医注重细节，由此可见一斑。

余氏在本案中对于肿胀疗效评价标准也有一个直观的小方法，那就是腹上系绳紧束，以绳验之。这一方法在随后的治疗过程中被证明是有实际意义的。中医学目前存在的一个小问题就是对于症状的描述多偏于主观和模糊，说是腹胀减少，到底减了多少？说是咳嗽大缓，缓解多少？说是精神好转，如何确定？诸如此类现象如作为医生自己经验总结是可以的，但是如果放到一个统一的平台上交流就比较困难，容易有理解上的分歧。因此，有部分医家提出中医标准化的倡议。笔者一贯反对单纯以西医学理念比对和解释中医，反对将两种不同文化属性的学科硬性结合，但在疗效评价方面，在一些属于学科通约方面的问题上还是要将中医纳入现代科学体系。

本案中，破气之药一毫不能用也。这是余氏的告诫，也是我们在临证中值得警醒的地方。中医的辨证看似模糊，可体现在用药上那是泾渭分明的，对于功能尚可的患者，偏补偏泻一些似乎无关紧要，不影响大局，但对于确属真虚真实的患者，用药略有迟缓犹豫，试图全面调整，结果往往问题一个也不得解决，病情反复，治疗更加棘手。本案纯属虚证，虽有腹胀水肿，也不可见胀消肿，枳壳已属较为平和之药尚且如此，假设以槟榔、枳实、大黄、巴豆之类大力消导，必然酿成变证。由此可见，中医虚实辨证之重要性。

案3　泄泻致虚，脾肾俱虚案

常熟青果巷吴铸庵先生，年五十余。

平素有便溏，清晨泄泻，后腹胀脐突，腰平背满，囊茎腿足皆肿，两臂胁肉渐削。余曰：便泻伤及脾肾，非温补不可。后进参、术等补剂，服三剂，腹胀仍然。二次邀余诊，见其案头有《临证指南》《医方集解》等书。余曰：阁下知医生，莫非更吾方乎？彼曰：实不相瞒，将方中略加枳、朴、香、砂等味耳。余曰：既然同道。若不依余，断难取效。余存之方，切不可更动，约服四五十剂，即可痊愈。仍进参、术、芪、草、益智、巴戟、仙灵脾、补骨脂、姜、枣、桂、附等。服四五十剂，便溏已止，胀势全消。至今四年，强健如昔。所以辨虚胀实胀，大约在便溏便坚之间，亦可稍有把握，庶不致见胀即攻伐克消乱投也。

按：此胀属脾肾。

【赏析】

本案之胀与上案相似，成因类似，过程类似，二案可相互参读，相互印证。上案中素有便血，本案则素有便溏，故皆有不足之证，腹胀足肿因虚而致，故非温补不可。上案中于温补剂中加破气的枳壳导致腹胀复如故，此案中则患者自行略加枳朴香砂等味，结果服三剂，腹胀仍然。

余氏在本案中显示了其过人的观察力，见患者案头放有医书，便猜测其为同道中人，问其是否加药。患者据实以告，还算配合，余氏及时加以劝诫，嘱其不可更方，最终获效。临床上很多医生遇到疗效不佳的情况，往往善于反省自己的水平，有时却忽视了患者的因素，忽视了外界的因素。部分患者一知半解，乱加药、乱减药、乱停药，甚至道听途说，不仅不遵医嘱，还会误解大夫。这些因素是否是影响最终疗效的原因之一呢？下面的这个故事或许可以给我们一些启示。胡希恕先生为现代知名经方家，一次，胡老在东直门医院住院病人处方中用了大黄10g。由于学术见解的不同，时任东直门医院中医科主任、同样是一位医学巨擘的秦老，在内科查房时，嫌其量大，将大黄一药改为4克，因一时疏忽，事后未及通知先生。这一举动，惹恼了胡老，胡老激愤之余，脱去身上白大衣，怒曰：老子不干了！后经人劝解，方才罢休。这个故事有人会觉得胡老反应有点太过，未免有气量不大之嫌。但笔者认为胡老生气并非仅仅是因别人私自改他的处方而未予通知。胡老认为10g大黄是用来通大便，而改成4g则变通利小便，如此一改则功效大变，生气是因为未明先生深意，则是祸害病人，故生气而弃衣而走。扪心自问，作为一名大夫，自己精心辨证施治的处方却被人擅自修改，不仅疗效无法体现，而且还可能有被患者误解的风险，确实难以容忍。中医素来就有不可妄议同行，不可攻击同道的习俗，这一行规今天看来仍有其现实意义。医学是一门不断发展和进步的科学，我们作为医道中人，技术总是有限的，多一份对同行的宽容，多一份对患者的尊重，这才是支撑医学继续勇敢前行的明灯。

案4　木乘土位，肝脾不调案

常熟西弄少府魏葆钦先生之媳。

因丧失悒郁，腹大如鼓，腰平背满脐突，四肢瘦削，卧则不易转侧。余于壬午秋抵琴川，季君梅太史介绍余至魏府诊之。面色青而脉弦涩。余曰：弦属木强，涩为气滞，面色青暗，肢瘦腹大，此乃木乘土位，中阳不运，故腹胀硬而肢不胀也，中虚单腹胀症。虽诸医束手，证尚可挽。以枳、朴、槟榔等味，治木强脾弱中虚之症，如诛罚无罪，岂不偾事。恐正气难支，急宜理气疏肝，温中扶土抑木，进以香砂六君汤，加干姜、附子、刺蒺藜、桂枝、白芍、红枣、檀香等。服五六剂，仍然。然终以此方为主加减出入，加杜仲、益智、陈皮等。服四五十剂，腹胀渐松，肢肉渐复，服药百余剂而愈。再服禹余粮九十余两，金匮肾气九三四十两，腹中坚硬俱消，其病乃痊。今已十五年，其健如昔。吾师曰：胀病当先分脏胀腑胀、虚胀实胀、有水无水等因，寒凉温热、攻补、消利有把握。若一见胀症，专用枳、朴、楂、曲、五皮等味，无故攻伐，反伤正气，每致误事耳。

按：此胀属肝脾。

【赏析】

治病以识证为第一，识证以病因为首要。此案中之胀源于气郁，故病机有其特殊之处，前几案皆以温补为大法，本案则温中扶土之余，加用理气疏肝之品，进以香砂六君汤，加干姜、附子、刺蒺藜、桂枝、白芍、红枣、檀香等。虽然初服效果不显著，但余氏自认识证无误，故始终以此方加减而获效。

读古人案，对我们临床颇多启发。病来如山倒，病去如抽丝，急性病往往可以一剂知，两剂已，甚至覆杯而愈。但对于慢性病而言，想在短期内取得速效很难，这时候考验的就是医者的定力。余氏久经医场历练，识见在常人之上，故能临证不慌，沉着应对。

案5　小儿阳虚，肾囊作胀案

常熟东门外颜港桥老虎灶内小童，年十岁。

先因肾囊[1]作胀，常熟俗名鸡肫膅，觅单方服之。延四十日后，肢瘦腹胀，脐突而高，作喘，肾囊胀亮，茎肿转累，如螺如索，小便六七日未通，奄奄一息。余诊之，思如此危证，难于下手。急进济生肾气汤大剂，附、桂各一钱，倍车前、苓、泻。服两剂，小便渐通，一日数滴而已。后服之五六剂，小便渐畅，茎亦直而不转矣。再以原方减轻，服二十剂，腹胀亦消，惟形瘦不堪，后以参苓白术散调理而痊。将近十龄之童，前后服桂、附各两余，所谓小儿纯阳一语，亦不可拘执也。

按：此胀属肾。

【注释】

[1] 肾囊：即阴囊。

【赏析】

此例患者病症颇重，迁延40余日，不仅局部可见明显肿胀，而且全身表现也很突出，腹胀而喘，脐突而高，小便六七日未通，患儿奄奄一息，危在旦夕，即使放到今天，这也属于非常危急的重证。依据病位，此胀属肾，故余氏以大剂济生肾气丸温肾利水，取效后复以健脾利水之参苓白术散调理而痊。

患者年纪很小，为一将近十龄之童，可是前后服桂枝、附子各两余，这与我们一般认为的小儿不可用阳药是有理论冲突的。《颅囟经》曰："三岁以内，呼为纯阳。"《小儿药证直诀》："小儿纯阳，无烦益火。"《医学源流论》："小儿纯阳之体，最宜清凉。"小儿生长发育旺盛，其阳气当发，生机蓬勃，与体内属阴的物质相比，处于相对优势；在发病过程中，易患热病，阴津易伤，在治疗上不宜使用温阳药物。比如名医钱乙在其名著《小儿要证直诀》收录的名方六味地黄丸就是取自于《金匮要略》中的肾气丸，六味地黄丸与肾气丸只有两味之差，正是考虑到小儿特点，故将桂枝、附子去掉。因此这一认识是有其道理的。但万事不可教条，知常亦须达变，《温病条辨》对此就提出过异议："古称小儿纯阳……非盛阳之谓，小儿稚阳未充、稚阴未长也。"因此，面对具体病例，仍要遵循有是证用是方的原则。患儿肿胀的原因与肾气气化不利的病机有直接关系，故若舍弃桂枝、附子，单凭丹皮、茯苓、泽泻、车前子利水，只能祛已成之湿，难消欲泛之水，故仍宜济生肾气丸化气利水同治。所谓小儿纯阳一语，亦不可拘执也。

　　此例疗效很好，但有一个问题引起笔者思考，如此肿胀危证，在当今医学中应属于何病，这是需要进一步研究和探讨的问题。依笔者所见，估计应该属于睾丸鞘膜积液。睾丸鞘膜积液是围绕睾丸的鞘膜腔内液体积聚超过正常量而形成的囊肿病变，可见于各种年龄，是一种临床常见疾病。临床上按鞘膜积液所在部位及鞘膜突闭锁程度，把鞘膜积液分为四种类型：阳性睾丸鞘膜积液、交通性睾丸鞘膜积液、精阜睾丸鞘膜积液、混合型睾丸鞘膜积液。患者的主要临床症状为：阴囊内有囊性肿块，积液量少时无不适，量较多时于竖立位牵引精索引起钝痛和睾热感，严重者，可影响排尿及正常的日常生活，如巨大睾丸鞘膜积液。在古代，虽然医疗诊断技术不太发达，但中医学在处理疑难杂病方面却积累了大量的临证经验，其中蕴含的方证规律值得我们认真继承和学习，这也是中医学最为核心的价值所在。

肿　胀

案1　冬日坠河，阳虚水湿案

常熟县南街面店内某童，年十六七。

冬日坠入河中，贫无衣换，着湿衣在灶前烘之，湿热之气侵入肌肉，面浮足肿，腹胀色黄，已有三年。友怜其苦，领向余诊。余以济生肾气汤法，熟地一两，萸肉二钱，丹皮二钱，怀药三钱，泽泻二钱，茯苓三钱，牛膝钱半，车前二钱，附子一钱，肉桂一钱。余给以肉桂一支，重五钱。时正酷暑，人言附、桂恐不相宜。又云：胀病忌补，熟地当去。余曰：此方断不可改。服六剂，小便甚多，猝然神昏疲倦。人恐其虚脱。余曰：不妨。服六剂，有熟地六两，一时小便太多，正气下陷，未必即脱。待其安寐，至明午始苏，而肿胀全消。后服参苓白术散十余剂而愈。治病之方法，先要立定主见，不可眩惑，自然药必中病，有一方服数十剂，一味不更而病瘥者，非老于医者不能也。

【赏析】

本则病案与下则病案皆属虚性腹胀，且两个患者均为20岁左右的年青人，用方也一样，研读时可合为一处分析。

本案患者年方十六七，纯阳之体，时处酷暑，阳气最旺，如果在一般情况下，给这类患者贸然使用附子、桂枝等温热的药物确实是不太适宜的。但中医治病主要是辨证，尤其以辨当下的证候为准。只要辨证准确，不拘于时，不拘于人，虽时处酷暑，身当少年，亦可用阳药。考察病史，患者曾有明确的受凉伤阳史，于寒冷的冬日坠入冰凉的河中，因为贫穷不能及时换衣，穿着湿冷衣在火灶前烘烤，内寒外热，导致湿热之气侵入肌肉，从而造成阳虚气化不利，水湿内生，导致面浮足肿，腹胀色黄。既然以阳虚为因，故以桂枝、附子温阳化气；湿气内盛，故用怀山药、丹皮、泽泻、茯苓、牛膝、车前子利水，患者久病致虚，故以熟地、萸肉填补精髓，济生肾气丸可谓的对之方。根据后面医案的记载，余氏此法意在保真阳而泄水邪，为开渠泄水法。此法不同于一般的健脾利水，有别于崇土制水法。济生肾气，水中取火，蒸动肾阳，而消阴霾。

本例可以作为肿胀辨证的极好示范。首辨虚实，再辨脏腑，次辨病位上中下。病久体弱故属虚；水泛滔天，一息真阳，被其淹没，故不独脾阳受伤，肾阳亦有不足，脏腑以脾肾为主；水邪趋下，故病位属下。治宜补虚温肾利下水湿。关于方中熟地的取舍，临床中确实存在熟地"腻膈碍胃"的现象，若患者体弱胃气不足则容易引起腹胀、厌食，甚至呕吐的不良反应。本案中有人指出患者胀病忌补，熟地当去，余氏持反对意见。笔者分析余氏在此处应是从大处着眼，患者虽有腹胀，虚实并见，但此胀却因虚而致，故明言"此方断不可改"，结果最终疗效颇佳，说明余氏识证用药的老到。

治病总是会有波折，本案患者在服药后不久出现"小便甚多，猝然神昏疲倦"，人恐其虚脱，余氏则不以为然，认为无妨，结果翌日患者熟睡中醒来而肿胀全消。这里患者出现的异常可以理解为中药服药反应，即中医学认为的"瞑眩"。"药不瞑眩，厥疾勿瘳"，语出《书经》。其意为服药后，若人体没有明显的反应，则疾病难以被治愈。我们体会，虽服药愈病并非均有明显反应，但若药后有较明显反应者常收效较好。比如常见的出汗、腹泻、小便频，甚至呕吐等情况；有时会出现新的症状，比如口麻、口干、头痛、腹痛、食欲加大、食欲减退等；而极少数情况可能会出现症状加重，比如咳嗽，吐很多痰，甚至昏厥等。这就是中医常说的"药不瞑眩，厥疾弗瘳"。真正的中医治疗，药后一定会有反应，所以疗效很好的中医师在临床经常面临一类问题：面对这些药物反应，需要不厌其烦对患者解释这些情况，这些现象往往由于药后反应特殊，所以常常被医生和患者误解，故建议医患了解一些这类咨询，有利于临床的判断，否则不仅耽误自己的有效治疗，而且误解医生，往往给医生和自己带来不必要的麻烦。不过给大家一个方法来识别所有特殊情况的本质：只要服药后的"精神很好，胃口很好"，而且身体逐渐好转，不管任何反应，这都可以认为是有效的治疗。纵观余氏行医，似乎总是在纠偏矫枉，名医之所以成名，是其心有定见，独具慧眼，发前人所不敢发之言，断别人不敢断之病，不独能医病，更能医人。

案2 阳虚水泛，脾肾俱虚案

余在师处见一童，年二十，尚未通精，身长仅三尺余，面黄色萎，腹胀脐平足肿。有戴姓偕来。吾师诊之，问曰：此是何人？戴姓曰：是寒舍之牧牛佣也。问曰：工钱一月若干？戴姓曰：三百文。吾师曰：不必开方，回去待毙可也。戴姓曰：此岂绝症耶？吾师曰：家贫不能服药，孙真人云，亦不治也。若要病瘥，非药资十千文不可，其工价每月止三百文，何得不死？戴姓曰：病若可瘥，吾代出十千文，亦周全一命。吾师曰：吾当代赊，如十千之外，吾代偿可也。即进以济生肾气汤原方，熟地六钱，山萸肉二钱，丹皮钱半，山药二钱，茯苓四钱，泽泻二钱，车前二钱，牛膝钱半，肉桂一钱，附子一钱。服二十剂，面色转红，腹肿渐消。吾师曰：再服前方二十剂。而腹膨足肿，俱已退尽，诸恙霍然。吾问师曰：小儿童身，纯阳之体，前后共服桂、附八两，如炭投冰，四十剂不更一味，而病霍然，神乎技矣。师曰：胀之一证，宜分虚实、脏腑、上中下，最为准的。若健脾利水，是崇土制水法。脾土不能制水，土被水淹，水泛滔天，一息真阳，被其淹没，用济生肾气，水中取火，蒸动肾阳，而消阴翳。保真阳而泄水邪，为开渠泄水法。水去而土稍旺，火旺土得生气，自然胃气苏，脾运健，而水有所制矣。若专以崇土筑堤，恐堤高水溢，涨至胸膈，水无出路，气喘不休，其症危矣。所以方药对病，如指南之针，心中断不可疑惑。倘服三四剂不效，即更他方，病深药浅，往往误事。吾令其服四十剂而病可瘥，胸中早有成竹也。

【赏析】

此案为余氏记载其师的医案。此案与案1非常类似，读完这则医案我想读者应该会有恍然大悟之叹，余氏为何在面对质疑时能那么坚定，他在案1中能力排众议，坚持以济生肾气丸守方继进，主要原因就在于亲眼见其师治疗类似疾患，后又得师指点，尽得真传，结果以相同的一首济生肾气丸救治一例类似的肿胀患者，师傅传徒弟，徒弟学傅，中医的经验得到不断的重复与验证，这恐怕就是中医师承的独特价值与魅力所在吧。

此案中病史陈述颇有趣味，余氏的老师费先生可谓老医者也。为医者不仅需通医技，亦需通人情世故。一句"不必开方，回去待毙可也"，名为推脱，实为激将，以退为进，用心良苦！"家贫不能服药，孙真人云，亦不治也。"费先生看到患者年幼家贫，恐无力支撑药费，故以此语激将其戴姓雇主，以确保治疗的顺利进行。戴姓听闻此言，随即表示可以代出十千文，费先生马上回复曰："吾当代赊，如十千之外，吾代偿可也。"医患之间的这种真诚的交流在今天看来依然令人温暖，费先生的医德以及他对人情世故的洞察体谅都是其疗效卓著的保证。"使圣人预知微，能使良医得蚤从事，则疾可已，身可活也。人之所病，病疾多；而医之所病，病道少。故病有六不治：骄恣不论于理，一不治也；轻身重财，二不治也；衣食不能适，三不治也；阴阳并，藏气不定，四不治也；形羸不能服药，五不治也；信巫不信医，六不治也。有此一者，则重难治也"，以上即为《史记扁鹊仓公列传》中之六不治，观今之世，六不治仍然有它的现实意义。

医案中所言"有一方服数十剂，一味不更而病瘳者"，这句话反映的是守方的问题。守方看似容易，做起来难。现代名老中医岳美中先生曾有一篇专门讨论治疗原则的文章，题为《治急性病要有胆有识，治慢性病要有方有守》。急性病如果缺乏胆识难以解除危急症状，用药不够大胆会延误病人。慢性病如果想急于求成，可能反而适得其反。对于慢性病的治疗，他认为不但要有方，还要有守。慢性病往往由渐而来，非一朝一夕所致，其形成往往是由微眇的不显露的量变而到质变，其消失也需要经过量变才能达到质变。一个对症药方，初投时或无任何效验可见，若医生无定见，再加上病人要求速效，则必至改弦易辙。或者药已有效，就是效果还不明显，正在潜移默化地发生着量变，倘一中止药方，或另易他方，不仅前功尽弃，还恐怕枝节横生，甚至出现其他疾病。因此，在慢性病的治疗上，他主张用方要准、使用要稳。这是岳美中老先生几十年临床经验的高度总结，可以看作是治病总的法则，具有很高的指导作用，读者如能认真体会，则学医得以更上一层楼阶梯，从而对大病慢病更能成竹在胸，大大提高疗效。所谓英雄所见略同，余氏自言"非老医者不能也"。这也从侧面反映了临证的重要性，试问如果没有大量的实证经验，面对患者的质疑问难，如何心中保持初心，怎么能做到守方？许多辗转就医、多处就诊的慢性患者，看中医多抱有"速效求功"的心态，医者如何一味迎合患者，大方大量，频繁换方换药，效果自然不佳。小剂守方，长期使用，看似平易，可是不细心虚心学习，是做不来的。

湿 温

案1 貌似戴阳，湿温化热案

常熟灵公殿杨府一小使，周姓无锡人，年十八九。

壬午七月间病后，至八月间，又劳碌反复，发热面红，脉沉气促。有汪姓医以为虚阳上脱，服以参、附，热更甚，脉更沉，汗出不止。邀余诊之，以脉沉、面赤、气促论之，却似戴阳[2]。视其正气，断非虚脱。太常杨公曰：虚实惟君一决。余曰：待余再诊，方可直决。再诊之，面目俱红，口中气臭，小便短赤，脉沉滞而模糊不清。

余曰：此乃湿温[1]化热，被参、附阻于气机，热郁不能分泄，逼阴外出，故反汗多气促。杨公曰：实热有何据？余曰：仲景试寒热在小便之多少赤白。口中气臭，断非虚热。温凉执持不定，必致偾事。若不用寒凉药，症必危矣。杨公不能决。余即书黄柏、木通、栀皮、郁金、薏仁、通草、苓皮、竹叶、滑石、杏仁、藿香，令服之。明日复诊，热退汗止而神倦。余即以香砂、白术、二陈之类令服之。杨公曰：昨寒凉，今温燥，何也？余曰：湿温症热去湿存，阳气即微，再服凉药，必转吐泻。昨以寒淡渗热，今以苦温化湿。服三剂，湿亦退。后服香砂六君五六剂而痊。症非危险，若执持不定，因循人事，仍用参、附，不死何待！

【注释】

[1] 湿温：发于夏秋季节的一种热性病。因感受时令湿热之邪与体内肠胃之湿交阻，酝酿发病。表现有身热不扬、身重酸痛、胸部痞闷、面色淡黄、苔腻、脉濡。其特点是病势缠绵，病程较长，病史多留连于气分，有湿重于热和热重于湿的不同。病情进一步发展，可以入营入血，发生痉厥、便血等变证。《医门棒喝·湿温》："湿温者，以夏令湿盛，或人禀体阳虚多湿，而感四时杂气，遂成湿温。虽四时皆有，而夏秋为多。湿热二气胶黏，淹缠难愈。如从下受，则

足肿体重，上受，则头目昏闷，胸满腹膨，乍寒乍热，胃不思食，渴不欲饮，大便溏泄，频而不爽，小便黄赤，短而不利，或变黄疸，或化疟痢，皆湿热二气合病也。良由清阳不振，阴邪窃踞，故宜苦温芳香，以宣三焦气化，使小便通利为法。如藿香正气、五苓、六和、消暑丸等方，审证选用。"

[2] 戴阳：中医学病证名。见《伤寒论·辨少阴病脉证并治》。指重病后期出现面红颧赤的征象。常兼见下利完谷、手足厥冷、里寒外热、脉微欲绝等症。多由下焦虚寒，虚阳上浮所致。下真寒而上假热，治宜回阳通脉，方选白通汤、通脉四逆汤等。

【赏析】

本案属湿温证治，其中关于寒热的辨证、虚实的决断令人印象深刻，耐人寻味。

周某案起初均现"发热、面红"，热象明显，不过热象之上，却又出现了阳气不足之象，如"脉沉、气促"。因此，汪姓医得出戴阳的结论并非没有道理。周某先是在七月发病，此次发病为八月，时隔一月，劳碌反复，因此分析其正气受损、阳气不足也在情理之中。但服以参、附等回阳救逆之品后，不仅发热更甚，而且脉象更沉，汗出不止。反证其并非阳虚上脱。实则伤寒论少阴病，虽见证颇多，其提纲证却开宗明义，首以脉微细、但欲寐为纲目。周某脉虽沉，但并不微细，余氏"视其正气，断非虚脱"。故说明患者精神并未出现衰竭之象。

待到再诊之时，患者面目俱红，口中气臭，小便短赤，脉沉滞而模糊不清。余氏自此更加认定非阳虚，而是湿温化热所致的实热。判断依据，余氏自诉是学自仲景。考察伤寒论原文，有两条可资佐证。如原文第56条："伤寒不大便六七日，头痛有热者，与承气汤。其小便清者，知不在里，仍在表也，当须发汗。若头痛者，必衄，宜桂枝汤。"再如原文第282条，"少阴病，欲吐不吐，心烦，但欲寐。五六日自利而渴者，属少阴也，虚故引水自救，若小便色白者，少阴病形悉具，小便白者，以下焦虚有寒，不能制水，故令色白也。"此外，患者口中气臭，这也是一个重要依据。汪姓医首诊施以参附，可谓以热治热，导致热郁更加不能分泄故增汗多之象。故以黄柏、木通、栀皮、郁金、薏仁、通草、苓皮、竹叶、滑石、杏仁、藿香等品寒淡渗热。服药后热退汗止而神倦，起效神速。令人惊叹的是，余氏此时未守方继进，而是改用香燥之品令服。因此，不免令杨公生疑。昨寒凉，今温燥，变化幅度很大，孰不知这正是疾病演变的本质。湿温一症，湿热胶结，治疗棘手，故治疗必须有层次，热去湿存，阳气即微，再服凉药，必转吐泻。因此昨日用寒淡渗热，今日就应苦温化湿。余氏辨证可谓抽丝剥茧，丝丝入扣。

本案中出现一个"断"字，足以说明当时余氏心中应该已排除虚阳外越的可能，但为谨慎起见，仍嘱病家再诊而决。为何要再诊，一是继续观察病情，二是为了增进医患之信。临证中，医患的配合尤为关键，若病家不信任，医者犹豫寡断，都会造成不好的后果。案中太常杨公曰：虚实惟君一决。这就是对医者最大的鼓励，也是医者最大的成功。技术总是有限的，人的判断也不能保证总是对的，是否取信于患者是为医者的第一层功夫。读者如果细细品读《诊余集》就会发现，余氏在取信于患者方面可谓颇有心得。这种医患间的信任形成是综合因素的结果。首先是患者对医者医疗技术的认可，当然医者自身的威望与声名对患者的吸引也是一大因素。余氏当时人称"余仙人"，可见其声名之盛。但是笔者近年临证愈久，体会越深，真正的信任来自医者对患者的深刻体恤，能否设身处地，能否感同身受，能否做到将心比心。医者是不是认真，患者看的最清楚；医者是否心术不正谋利为先，患者最终能感受。因此，中医历来强调医德，这不仅是道德问题，说到底仍是技术问题。不过，取信于患者确实非常之难，尤其面对疑难病证之时。本案中，杨公前面刚刚说了"虚实惟君一决"。后面紧接着就"不能决"，前后矛盾恰恰反映了这种信任之难。此中滋味，非临证家不能体悟。

案2 湿温缠绵，重剂取效案

曹秋霞，即余习药业之师也，颇知医理，庚申移居于太平洲。其母年逾六旬，发热不休，面红目赤，进以芩、栀等，热仍不解，再以生地、石斛大剂寒凉，其热更甚，彻夜不寐，汗出气喘，症已危险。邀吾师诊之。吾师曰：治病宜察气候上宜。此处四面临江，低洼之乡，掘地不及三尺，即有水出，阴雨日久，江雾上腾，症由受湿化热，湿温症也。如物受潮，郁蒸化热，当曝以太阳，其湿一去，其热自清。进以寒凉，是湿蒸之热沃以凉水，添其湿即助其热矣。《内经》云：燥胜湿，寒胜热。湿淫所胜，平以苦热。以苦燥之，以淡泄之。进以茅术二钱，干姜一钱，厚朴一钱，赤苓一两，薏仁一两，黄柏钱半，猪苓三钱，桂枝一钱，车前二钱，滑石五钱。必须多服尽剂，方能退热。病家因热甚，不敢服。吾师曰：热而不烦，渴而不饮，舌苔黄腻而润，脉来模糊带涩不利，皆湿热之明征也。若再服寒凉，必致发黄，或呕吐，或下利，则不可救药矣。促而饮之，日晡时饮尽一大碗。至天明，热退身安，即能安寐。吾师曰：五方异治，地有高下。湿温一症，风高土燥之处，未曾见惯，苦燥温热之品内有味淡泄热、苦寒化热以制之，即丹溪二妙[1]法也。虽重剂亦无妨，有几分病，进几分药，并非孟浪乱投重剂也，盖药必中病而已。

【注释】

[1] 丹溪二妙：即元代著名医家朱丹溪的二妙散，方由黄柏、苍术组成。具有清热燥湿之功效。主治湿热下注证。筋骨疼痛，或两足痿软，或足膝红肿疼痛，或湿热带下，或下部湿疮、湿疹，小便短赤，舌苔黄腻者。

【赏析】

曹母之案是余氏记载其师费兰泉先生的验案，也属湿温。与前周某之案相比，辨证似乎更为难明。这个医案初起表现发热，面红目赤，与周某极为相似。可是在治疗阶段更为曲折。《素问·至真要大论》曰："诸寒之而热者取之阴，诸热之而寒者取之阳，所谓求其属也。"经唐代著名医学王冰发挥做："壮水之主，以制阳光；益火之源以消阴翳"，而成为调整阴阳的一个常用治则，并一直有效地指导着临床。此案中，先是以芩、栀等苦寒之品泻热不效。遵"诸寒之而热者取之阴"之意，改变思路后又以大剂生地、石斛等甘寒之品养阴。不料患者病情仍未见轻，而且发热程度更为明显，彻夜不寐，汗出气喘，气津两伤。

病证危险，辨证如何入手。费先生直接点出此案的疑点。患者"热而不烦，渴而不饮，舌苔黄腻而润，脉来模糊带涩不利"，这都是湿热的显著证候。费氏在本案中还提出一个很重要的辨证思路，那就是"治病宜察气候上宜"。中医学历来讲究三因制宜，因时、因地、因人。病是人得的，一个疾病的形成与人的体质，与人所处的环境地域、气候节令均有密切关系。患者所处之地，费氏分析道："四面临江，低洼之乡，掘地不及三尺，即有水出，阴雨日久，江雾上腾，症由受湿化热，湿温症也。"证属湿温，治疗即当主次分明，不可偏执。如果单以寒凉之品去热，不仅热不能去，且愈增湿邪。费氏将这一治法形象地比喻为如同物体受潮后郁蒸而化热，应该以太阳之温晒之，待其湿气去，则热也自然随之清除。如果直接用寒凉的方药，就好比泼凉水，不仅增加湿气而且还会助长热邪。费氏也侧面指出，其实这一治法也是源于经典，《内经》云：燥胜湿，寒胜热。湿淫所胜，平以苦热。以苦燥之，以淡泄之。

本案中，费氏对于重剂取效的问题也进行了论述。这一用药经验不是定论，用轻剂还是用重剂主要取决于疾病的需要，因为中医治病主要依赖于人体之自身功能而调治，有几分病，则进几分药。

呃 逆

案 湿邪化热，呃逆神昏案

常熟慧日寺伤科刘震扬。

始因湿温发疹，其人体丰湿重，医进以牛蒡、山栀、连翘等，已有十余日。邀余诊之，脉来涩滞不扬，舌薄白，神识如蒙，冷汗溱溱不断，身有红疹不多，溲少而赤，呃逆频频，症势甚危。余曰：肥人气滞，湿邪化热，弥漫胸中，如云如雾，充塞募原，神识昏蒙。况呃之一症，有虚实、痰气、湿血、寒热之分，不可专言是寒。鄙见看来。上焦气机阻逆，断不可拘于丁香、柿蒂之法，先立一清轻芳香，先开上焦，佐以降逆泄热。进以苏子梗、藿香梗、通草、郁金、沉香屑、杏仁、茯苓、薏仁、佩兰、半夏、橘皮、姜竹茹。另研苏合香丸汁频频呷之。服后神气日清，诊七八次，皆进以芳香苦泄淡渗法，而热退呃平，乃愈。此症若误疑呃逆为虚寒，投以温补，立毙。所以看病当看全局，遇兼症并病，宜先立一着实主见，自不致眩惑彷徨。然非临证多者，不克臻此。

【赏析】

此案虽单列于呃逆条下，但究其实质，仍属湿温范畴，故立法处方思路参考前案也当大有裨益。

医进以牛蒡、山栀、连翘等，已有十余日。因不效故延余氏诊治。当此之时，前医的用药经验可以成为下一步治疗用药的借鉴，牛蒡、山栀、连翘皆属于寒凉之品，寒凉既然不效，是否应属虚寒？是否就应该直接投以温补，这是余氏在本案中着重想要给读者讨论的问题。

患者体丰，肥人多湿，湿重阻滞气机，清阳不升，故神识如蒙；上焦阳气被困，阳气不得固摄故冷汗溱溱不断，阳气不得伸展故脉涩滞不扬；湿邪化热伤津，故溲少而赤，殃及胃阴，则胃气上逆导致呃逆频频。病由湿温而致，此热不可直接苦寒泻之，此湿又不可直接温补，取法清轻芳香以胜湿，先开上焦，佐以降逆泄热，是为正治。余氏称之为"芳香苦泄淡渗"法。

"呃之一症，有虚实、痰气、湿血、寒热之分，不可专言是寒"。辨证大不易，中医强调辨证，原因正在于此。"然非临证多者，不克臻此"。余氏此言，真属经验之谈，也可视作余氏对后人习医的教诲！药王孙思邈于《大医精诚论》中曾论曰："世有愚者，读方三年，便谓天下无病可治；及治病三年，乃知天下无方可用。"为何治病三年，方证经验积累多了，反而有无方可用之叹？此中意味如非临床大夫难能感悟。临证中寒热往往错杂，虚实多数并见，表里病位不清，得出一个关于证的结论很难，将之上升为一种理论更难，检验理论最终的标准依然也只能是实践。熟读王叔和，不如临证多，中医重实证，离开实证的中医将沦为无根之木，无论如何枝繁叶茂也难掩根柢的空虚。分析得头头是道，处方时捉肘见襟，效果不清不楚，这不正是时下部分庸医的写照吗？数千年中医传承，依托的是中华文化的厚重深沉，承载的却是方之文明与人之精神，学方用方是中医传承的核心，辨证施治是中医的精髓。

暑风痉厥

案　风袭太阳，暑湿热郁案

常熟大东门外余义大店伙，余姓，年五十余。

因暑天到浒浦[1]，舟中受热受风，是晚回店，发热极盛，至晨，脉伏肢厥，二便皆秘，遍体无汗，项背几几，体寒。邀余诊之。曰：风袭太阳之表，暑湿[2]热郁于里，急宜开表通阳，迟则恐成刚痉[3]。叶天士曰：通阳莫如通小便。使膀胱一开，一身之阳气皆通。即进以五苓散，每服五钱，煎沸汤一大碗饮之。饮两次，小溲通畅，而汗出脉起厥回，体转热矣。此症虽轻，如作热深厥亦深，投以沉寒凉药，危矣。故志之以示后学。

【注释】

[1] 浒浦：原浒浦镇为千年历史古镇，坐落在长江边，曾是重要的军港和海鱼贸易港。

[2] 暑湿：温病的一种，是感受暑湿邪所致的急性外感热病。多发生于夏令季节，暑湿俱盛之时，尤以南方为多见，南方多见于5~10月。其以发病较急，初起见有身热、头痛身重、微汗、口渴、脘痞等暑湿郁遏卫分肌表证候为主要特点。该病传入气分较快，病变过程暑兼湿邪的证候特点突出。本病应注意与暑温相鉴别。虽然两者均发生于暑盛夏月，但暑温是由单纯暑热病邪所致，初起以壮热、多汗、口渴、脉洪大等气分阳明胃热炽盛证候表现突出。

[3] 刚痉：该病首见于《金匮要略》，"太阳病，发热无汗，反恶寒者，名曰刚痉。""病者身热足寒，颈项强急，恶寒，时头热，面赤目赤，独头动摇，卒口噤，背反张者，痉病也"。

【赏析】

本案发病原因可谓比较明确，"暑天到浒浦，舟中受热受风"，时值盛夏潮热，又到浒浦久湿之地，加之身居舟中受热受风，故极易感受暑湿之邪。患者发病以后的表现，除了一般的发热、体寒、项背几几等表证以外，主要出现了一些阳气闭塞之象，比如脉不浮反"伏"，虽"发热极盛"而"肢厥"，且"二便皆秘，遍体无汗"，这均为阳气被遏，导致邪无出路的表现。邪入人体，人体自然抗病能力会奋起，机体功能亢进，以汗出或者二便排泄的方式，循孔窍门道而出。比如汗孔古称气门，肛门古称魄门，通粕门。中医治病的奥秘就在于紧紧把握住了人体的这种自然功能状态，因势利导，顺势而为，根据趋势而制定相应的治则治法，有时可以通过发汗的途径，有时通过通便的途径，有时则通过利小便的途径。本案中虽见有"无汗"，余氏不是从一般的发汗途径排邪，而是选择通小便的方法，原因何在呢？其实这就涉及到我们对伤寒与温病的理解是否到位。

清代温病学家叶天士先生在他的名著《温热论》中曾经这样说："温热病救阴犹易，通阳最难。救阴不在血，而在津与汗；通阳不在温，而在利小便。较之杂病不同也。"此即医案中所谓的"通阳莫如通小便"之意。治疗温热病与伤寒杂病是不相同的，若把温热病与伤寒杂病混为一治，养阴就用熟地、当归、阿胶去补血；通阳则用桂枝、干姜、附子等温热药，以此治伤寒杂病固无不可，若以此医治温热病，其后果不堪设想。温热为阳邪，最易伤人阴液，"留得一分津液，便有一分生机"，所以治疗温热病自始至终都要注意救阴。

本案中之"脉伏肢厥"属阳微之象，但阳微的原因并不是由于阳气本身的虚衰，而是由于湿盛。湿盛则阳微，湿盛是原因，阳微是结果；证是病之标，因是病之本。治病必须求本。叶天士曰："用芦根滑石之流，渗湿热于下，则热势必孤。"再如吴鞠通喜用茯苓皮汤利水湿，则热邪亦随小便而去。这是后世温病学家分解湿热的良法，"较之伤寒杂病不同也"。本案取方五苓散，小便得通，阳气通达故可汗出而脉起厥回，体温转热，效果卓著。余氏之所以伟大，就在于其对于认证之准确与治法之灵活。

其实伤寒论中早有以利小便而通阳的实践应用。考察五苓散、真武汤，正是利小便而通阳之代表方证。五苓散以桂枝配茯苓、白术、猪苓、泽泻通阳化气利水；真武汤中以附子配茯苓、白术温阳化气利水。伤寒温病原不分家，温病是对伤寒的补充与完善，一个温病大家首先必须是一名伤寒大家。叶天士本人并不排斥伤寒，《临证指南医案》中收录的病例运用伤寒方的几率非常之高。笔者无意于伤寒温病之争，只是希望读者们作为一名大夫，不要把伤寒与温病对立起来，正确的态度是既要懂得伤寒杂病的治法，更要懂得温热病的治法，尤其应当掌握风温、湿温与伤寒杂病的不同治法，才能更好地为病人治病，取得最佳的疗效。

此案另一容易引起误治的可能是错认为真寒假热证。伤寒论原文 350 条曰"伤寒脉滑而厥者，里有热，白虎汤主之。"辨证需细察病因，详审证候，否则极易引起误解，本案中虽身热而脉伏肢厥，但二便皆不通，虽貌似"热深厥亦深"，若投以沉寒凉药，危矣。

另，此案中的"煎沸汤一大碗饮之"的医嘱原出于伤寒论，论中方后注："多饮暖水，汗出愈"。现代部分医家不重医嘱，不遵经典用方用药的古训，临床疗效不佳反责中医经典乏效，认为古方不能治今病，这真是无知而无畏的表现，需要慎重反思。

暑 温

案 虚实兼有，暑湿交阻案

暑温风温热病，最忌大汗伤阴、苦温伤液、温补助热，俱可化火，为害最烈。叶天士曰：湿邪伤液，急则变为痉厥[1]，缓则变为虚劳。前辈屡试之言，洵不诬也。余见一某姓子，平素阴虚内热，是年壬午[2]，君火司天[3]，温邪极甚，六月间得热病。琴川有一四时风寒通套之方，豆豉、牛蒡、山栀、厚朴、枳壳、连翘、陈皮、山楂、半夏、赤苓、通草、蝉衣、杏仁之类，热甚者加入鲜石斛、鲜生地等品，不大便则加瓜蒌仁、元明粉，或加凉膈散两许，无论四时六气，皆从此方加减。某医即以此方加减进之。然暑必夹湿，燥则化火，凉则湿凝，而甘淡微苦之法，全然不知。以致病人津干舌绛，脘阻便溏汗多。见其因表致虚，某又进参、芪、熟地、杞子、杜仲等温补之品。不知补则碍气助热，聚湿填中，病在垂危。延月余，邀余诊之。脉虚细而芤，舌绛如猪肝，汗出气促，不得平卧，手指战振，灼热津干不渴，咳嗽痰多，溲涩，已有缓变虚劳之势。余曰：此症古人云不服药为中医，若再服药，危矣。病家曰：此不治之症耶？余曰：非也。暑为阳邪，湿为阴邪，天地之气也。清邪先中于上，肺先受之，暑湿交阻，蒸化为热。用药若凉，则依湿一面而化为寒，必转便溏、痞满、冷汗。用药若温，则依暑一面而化为火，必转唇焦、舌黑、痉厥等症。故前辈治暑邪之方，最难着笔，要清热而不碍湿，化湿而不碍热者，惟有刘河间之天水散、三石汤，吴鞠通之清络饮、三仁汤，如补而不助热、不聚湿，则孙真人之生脉散，此诸方皆暑证之要方也。虽然平淡，却能消息于无形之间，以轻能去实也。又以甘凉淡渗、清热存阴、微苦泄热等轻剂，服五六十剂。之后病家问曰：若专于清轻之剂，病人正气，恐难支持，亦可服大补否？余曰：人之养生，最冲和者，莫如壳食。既然热清胃苏，饮食大增，不必拘于温补。然热病不服温补，断不能收全功，直至十一月，方能服异功散、归脾汤之类而愈。

【注释】

[1] 痉厥：痉则项背强急，口噤不开，甚则角弓反张；厥则手足逆冷。

[2] 壬午：壬午为干支之一，顺序为第 19 个。前一位是辛巳，后一位是癸未。论阴阳五行，天干之壬属阳之水，地支之午属阳之火，是水克火相克。

[3] 君火司天：一般来说，在中国的文化中含有天字的词语，天一般都有"自然而然"的意思，司天很明显就是掌管着这个自然的意思。

【赏析】

本案患者本属阴虚内热体质，又逢壬午年，君火司天，时值六月，温热极盛，感受暑热之邪，邪热易伤津耗液，且暑热易夹湿邪，故在此证的治疗中相当棘手，寒凉过盛则易使湿邪凝滞，燥热过盛则易化火助热，虽阴虚津伤却不可补益太早太过。医者给予四时通用方清热解毒剂，药物主要有豆豉、牛蒡、山栀、厚朴、枳壳、连翘、陈皮、山楂、半夏、赤苓、通草、蝉衣、杏仁等，寒凉太过，津液耗伤，致使患者舌绛干燥少津，脾胃气机升降失常，胃脘胀满、便溏，气随津脱而汗多，见津气大伤又进以参、芪、熟地、枸杞子、杜仲等温补之品。温补太早，助热增湿，导致暑湿未尽，虚实夹杂，缠绵不愈。诚邀余氏就诊，症见汗出、气喘不能平卧、咳嗽痰多、手指震颤、小便短少、舌质紫绛、脉虚弱而芤。此时为暑湿夹杂，虚实兼有，实为难治。过于寒凉易助湿化寒，致使冷汗、便溏、痞满更甚。过于温热易助热伤津，而致唇焦、舌黑、惊厥之证。此时，可用刘河间的天水散、三石汤，吴鞠通之清络饮、三仁汤，或孙真人之生脉散，诸方虽平淡，但清热不伤阴，滋阴不助湿，服用五六十剂后痊愈。

刘河间之天水散，由滑石、甘草、朱砂组成。滑石禀土中冲和之气，行西方清肃之令，秉秋金坚重之形，寒能胜热，甘不伤脾，含天乙之精而具流走之性，异于石膏之凝滞，能上清水源，下通水道，荡涤六腑之邪热从小便而泄。炙甘草禀草中冲和之性，调和内外，止渴生津，用以为佐，保元气而泻虚火，则五脏自和矣。然心为五脏主，暑热扰中，神明不安，必得朱砂以镇之，则神气可以遽复；凉水以滋之，则邪热可以急除，此清心之阳热可通行也。

三石汤方中杏仁宣开上焦肺气，石膏、寒水石、竹茹清中焦之热，滑石、通草利下焦湿热，银花、金汁涤暑解毒。诸药合用。共奏清热和湿，宣通三焦之功。

吴鞠通之清络饮由鲜荷叶边、鲜银花、西瓜翠衣、鲜扁豆花、丝瓜皮、鲜竹叶心组成，用于暑伤肺经气分，暑热轻微，津伤未甚。用药多用鲜者，清解暑热之效更优。

三仁汤由杏仁、半夏、飞滑石、生薏苡仁、白通草、白蔻仁、竹叶、厚朴等药物组成。功效为宣畅气机，清利湿热。本方是治疗湿温初起，邪在气分，湿重于热的常用方剂。究其病因，一为外感时令湿热之邪；一为湿饮内停，再感外邪，内外合邪，酿成湿温。故治疗之法，惟宜宣畅气机、清热利湿。方中杏仁宣利上焦肺气，气行则湿化；白蔻仁芳香化湿，行气宽中，畅中焦之脾气；薏苡仁甘淡性寒，渗湿利水而健脾，使湿热从下焦而去。三仁合用，三焦分消，是为君药。滑石、通草、竹叶甘寒淡渗，加强君药利湿清热之功，是为臣药。半夏、厚朴行气化湿，散结除满，是为佐药。

孙真人之生脉散由人参、麦冬、五味子组成，功效益气生津，敛阴止汗。主治：①温热、暑热、耗气伤阴证。汗多神疲、体倦乏力、气短懒言、咽干口渴、舌干红少苔、脉虚数。②久咳伤肺，气阴两虚证。干咳少痰、短气自汗、口干舌燥、脉虚数。方中人参甘温，益元气、补肺气、生津液，故为君药。麦门冬甘寒养阴清热、润肺生津，故为臣药。人参、麦冬合用，则益气养阴之功益彰。五味子酸温，敛肺止汗、生津止渴，为佐药。三药合用，一补一润一敛，益气养阴，生津止渴，敛阴止汗，使气复津生，汗止阴存，气充脉复，故名"生脉"。

此案例亮点有三：一是通过实例告诫医者，暑湿患者切忌大汗伤阴、过度清热、过早温补；二是针对暑温夹湿见阴伤者，可参考刘河间的天水散、三石汤，吴鞠通之清络饮、三仁汤，或孙真人之生脉散加减选用；三是温病后期必以温补收功，但不可操之过急。

暑犯厥阴

案　暑犯厥阴，上下格拒案

人言医不认错，医岂有不错之理？错而合于理，情犹可恕；错而不合于理，不徒不自知其错，反自信其不错，斯终身陷于错中而不悟，其罪尚可问乎？余治常熟水北门叶姓妇，素有肝气胸痹。发时脘痛，屡进瓜蒌、薤白、半夏、枳实，一剂更衣即平，屡治屡验。是年夏杪[1]，此妇雇船下乡，回城受暑湿而见寒热，胸脘阻格作呕。戴姓医进以胃苓汤，加藿香、苏梗。此方亦属不错，而服之反甚。邀余诊之，脉滞而沉，汗冷作哕，脘中作硬，按之甚痛而拒按。余视此症乃热邪挟湿内陷，为小陷胸证无疑，进小陷胸汤法一剂。明日更重，诊脉仍滞不起，舌灰润，作哕频频，汤液不入，胸中格如两截，拒按作痛，且谵语言涩不出，汗冷撮空。余竟不解，问病家曰：大便何如？曰：大便已溏数日。余思小陷胸汤已错，又属太阴证矣，即进四逆加人参。余思此症下利虚痞，作哕肢寒，显然浊阴上犯，虽不中病，谅亦不远，即将此方与服。余归即细心思之，因忆《温病条辨·下焦篇》中，有暑邪深入厥阴，舌灰、心下板实、呕恶，寒热下痢，声音不出，上下格拒者，有椒梅汤法，此证颇切。黄昏，病家至寓云：服药似乎肢温汗少，神识仍蒙，作哕，便溏不止。余曰：将二次药煎好，以仲景乌梅丸四钱，将药汁煎化灌之。服后胸膈渐开，利止哕平，而能安寐。明午复诊，神清言爽。余即将乌梅丸原方改作小剂，服两剂痊愈。医学一道，岂易谈哉。戴姓之胃苓汤，似未必错，胸中拒按；余之小陷胸，亦切病情，乃皆不合。四逆加参，似错而反不远，合以乌梅丸，竟克两剂而痊。药不中病，百剂徒然，药能中病，一剂而安，仲景书岂可不读哉。

【注释】

[1] 夏杪（miǎo）：杪，本义为树枝的细梢，又指时间的终止。夏杪指夏天

的末尾。

【赏析】

本案以余氏几次误治的亲身体会起笔，警示临床医者：医者亦有误，只要勤于学习，善于思考，就会不断提高，不会一误再误。接着以实例记载了患者病史与治疗过程。

患者素有肝气胸痹，发时胸胁胃脘疼痛，医用瓜蒌薤白半夏汤，屡治屡效。《金匮要略》第九篇第四条：胸痹不得卧，心痛彻背者，瓜蒌薤白半夏汤主之。瓜蒌薤白半夏汤主治痰盛瘀阻胸痹证，症见胸中满痛彻背、背痛彻胸、不能安卧、短气、痰多黏而白、舌质紫暗或有暗点、苔白或腻、脉迟。方中半夏燥湿化痰，降逆散结；配以瓜蒌、薤白豁痰通阳，理气宽胸；加用枳实破气消积，化痰消痞，共奏通阳散结，祛痰宽胸之效。

案例对病史的阐述体现了患者为痰湿体质，痰湿困脾日久，而致脾虚失运。是年夏末，患者乘船下乡，又外感暑湿，故回城后出现恶寒发热；脾虚湿困，气机运行失畅，故胸脘胀满，疼痛拒按；胃失和降而伴见恶心呕吐。此为寒热错杂，虚实夹杂之证。治疗当以寒热并用，攻补兼施为正治。正因戴氏进以胃苓汤，加藿香、苏梗，以及余氏用小陷胸汤均以清热燥湿，祛痰除满为主，致使苦寒燥湿之药更加损伤脾胃，脾虚湿盛，故患者出现脉象沉涩，舌质淡暗苔水润，呕吐频作，汤液不入，大便溏泄，汗出肢冷。余氏见状辨病已入太阴，恶寒、下利、痞满较甚，呕吐、四肢逆冷，故用四逆加人参汤温阳益气，健脾化湿。

药后患者四肢转温，汗出减少，但仍神志昏迷，呕吐、便溏不止。余氏细思量，此证为暑湿阻滞中焦，并入厥阴，肝失疏泄，脾胃失运，升降失调，胃失和降，胃脘痞满，恶心呕吐，脾失升清，浊阴下泄，下利不止，与椒梅汤法颇似。故嘱将二次药煎好，以仲景乌梅丸四钱，将药汁煎化灌之。服后患者胃脘渐舒，呕利渐至，安然入睡。二日复诊，患者已神清气爽，语言流利。余氏随将乌梅丸原方改作小剂，服两剂后痊愈。

乌梅丸出自《伤寒论》厥阴篇，主治蛔厥证及久利。蛔厥者烦，烦从火、从热，蛔厥的发生是蛔喜温避寒的表现，故蛔厥实属寒热错杂证。厥阴属肝与心包，肝为刚脏，内郁相火，心包亦有相火。相火者，辅君火以行事，随君火游行全身。当肝寒时，阳气馁弱，肝失升发、舒达之性，则肝气郁滞，郁而化火，形成了寒热错杂证，正如尤在泾所云："积阴之下，必有伏阳。"治疗这种寒热错杂证，因其前提是厥阴脏寒，所以乌梅丸中以乌梅酸而安蛔，以附子、干姜、细辛、桂枝、蜀椒五味辛温药温肝阳，黄连、黄柏苦寒清其相火内郁之热，人参、当归益肝气，补肝血，形成补肝且调理寒热之方。

此案例亮点之一是记载了患者的病史，由病史推断其体质，提醒临床医家重视病患的体质，临证做到判断准确，对证用药，药到病除；亮点之二是余氏详细阐述了前期考虑不周，治疗不当的过程，从而提出医亦有误，告诫医者：多读经典，勤于思考，善于总结；亮点之三是用实例验证了乌梅丸为治疗寒热错杂，虚实夹杂之良方。

战 汗

案1 温邪未透，汗出乏源案

常熟旱北门外孙祠堂茶室妇。

始因温邪未能透彻，延之四十余日，邀余诊之。脉细数郁于内，着骨始见，肌枯肉削，干燥灼热无汗，热亦不甚，耳聋舌强，言语涩塞不清，溲少，大便泄泻如酱色，舌色底绛而上有烟煤之色，眼白珠淡红，鼻干不欲饮，手足瘛动。余曰：此乃温邪深入于里，汗未透彻，此症当战汗于骨髓之间，若不战汗，热不得泄，阴液烁尽亦死，若战汗不出亦死。且先以甘凉重剂养肺胃之阴，以作来日助其战汗之资，故先进生地、麦冬、玄参、石斛、梨汁之类一剂，肌肤较润，泄泻亦稀。

复诊进以大剂复脉汤，加鸡蛋黄二枚调服，生地黄一两，阿胶三钱，麦冬六钱，生白芍三钱，炙甘草二钱，石斛六钱，生牡蛎一两，煎浓汁服。余曰：此药服下，令其安寐，不可扰乱，到天明时如能冷汗淋漓，手足厥冷，目反口张，遍体冷汗，切勿惊慌呼唤，倘战不透，亦死证也。若服此药汗不出，腹膨无汗，此正不胜邪，战汗不出，亦不治矣。日晡服下，至四鼓[1]，果然遍体冷汗，脉静肢冷，目反不语。举家因余预嘱，故静以待之，直至日中，汗收神醒，热退泻止。后服甘凉养胃，存阴泄热，数剂而愈。所谓战汗者，热伏于少阴、厥阴、肝肾之间，要从极底而出，故服大剂甘凉咸寒，使其下焦地气潮润，而雾气上腾为云，肺气滋润，天气下降为雨矣。若遇此等症，专于止泻发汗清热，必不能保全也。

【注释】

[1] 四鼓：我国古代把夜晚分成五个时段，用鼓打更报时。四鼓，报更的鼓声敲了四次，古代一个更次敲一次鼓。四更大致相当于现在的后半夜两点左右。

【赏析】

战汗是指病人先恶寒战栗而后汗出的症状，为正邪剧争所致。常见于温病或伤寒邪正剧烈斗争的阶段，是病变发展的转折点。若汗出热退，脉静身凉，提示邪去正复，疾病向愈；若汗出而身热不退，烦躁不安，脉来急疾，提示邪盛正衰，病情恶化。

此患者为温热之邪未能及时透发，迁延四十余日，邪热郁遏，灼伤阴液，故见形体消瘦，肌肤干燥，小便量少，温热不甚并已入里，则身热无汗；阴液不足，官窍失养，致耳聋不闻，舌体僵直，语言不利；热入阳明之腑，破血妄行，故大便稀溏而色黑；热入血络，阴精灼伤，故见舌质绛而舌苔黑，白睛色红，手足抽搐，没有力气，脉沉而细数。余氏认为，此乃热入血络，应得战汗，方可使内热外泄。但此证温热内郁日久，阴液耗伤，应先以滋补阴液而为战汗备足资源，故先进生地、麦冬、玄参、石斛、梨汁等甘凉之品一剂，肌肤渐润。后给予大剂复脉汤，达到扶正祛邪，阴平阳秘之效。

复脉汤即炙甘草汤，出自汉代张仲景的《伤寒论·辨太阳病脉证并治》篇，主治阴阳虚衰，心失所养，心动异常，症见心中动悸，脉象结代。此方以炙甘草为君药，配伍人参、大枣大补元气，生地黄、阿胶、麦冬、麻仁滋阴养血润燥，生姜、桂枝、清酒具有温通心阳，通行血脉之功。诸药合用，温而不燥，通阳而不伤阴，滋阴而不损阳，阴阳调和，共奏益气温阳，滋阴养血，复脉定悸之功。

吴鞠通在《温病条辨》中结合临床经验，在复脉汤的基础上进行药物加减变化，创造出加减复脉汤、一甲复脉汤、二甲复脉汤、三甲复脉汤、大定风珠等一系列复脉类方剂，用于温病后期肝肾阴亏之证。吴鞠通曰："在仲景之日，治伤于寒者之脉结代，自有取于参、桂、姜、枣以复脉之阳，今伤于温者之阳亢阴竭，不得再补其阳也，用古法而不拘用古方，医者之化裁也。"加减复脉汤为炙甘草汤去人参、桂枝、生姜、大枣、清酒加白芍而成，主治下焦温热伤及肝肾之阴者；一甲复脉汤为加减复脉汤去麻仁加牡蛎而成，主治温病热在下焦，阴虚热炽，阴液下泄，症见便溏者；二甲复脉汤为一甲复脉汤加生鳖甲，主治真阴欲竭，虚风将起，症见手足蠕动者；三甲复脉汤为二甲复脉汤加生龟甲，主治温热伤阴，阴亏已甚，虚风内动者；大定风珠由三甲复脉汤加五味子、鸡子黄组成，两药合用补阴液而息内风。

余氏用的复脉汤为生地黄、麦冬、生白芍、阿胶、炙甘草、生牡蛎、石斛，鸡子黄两枚调服，实为复脉类方的合方加减，方中生地黄、麦冬、生白芍、阿胶、炙甘草滋阴养血润燥，另加石斛滋补五脏阴精，鸡子黄血肉有情之品，具有滋阴润燥，养血息风之功，生牡蛎滋阴潜阳息风。此方甚是切合上述病症的病机，温热入里，耗伤阴精，虚风内动。患者日晡服用，四更时出现遍身冷汗，脉静身凉，家人坐以观之，直至二日正午，患者汗止神清，热退泻止，后继服甘凉养胃之品数剂而痊愈。

此案例告诫临证医者，针对温热病后期病证，如温热之邪入里较深，而且日久耗伤阴精较甚，即热入少阴、厥阴、肝肾之间，不可一味辛凉清热，而应扶正以祛邪，通过滋阴养血润燥，以战汗之法收功。同时呈现了吴鞠通复脉辈方在临证时，可据病证不同，灵活组方加减应用，实在妙哉！

冬温咳痰

案 寒饮停胸，冬温咳痰案

常熟瞿桥倪万泰染坊何司务。

于庚寅除夕得病，寒热咳嗽痰多，他医进以豆豉、栀子、杏仁、蒌、贝、蛤壳、茅根之类，更剧，一日吐出稠腻之痰数碗。辛卯正月初四，邀余诊之。脉紧肌燥无汗，咳喘痰白如胶饴，日吐数碗，胁痛。余曰：此乃寒饮停胸，再服凉药，即危矣。进小青龙汤原方，略为加减，重加桂、姜。服三剂，症忽大变，猝然神识如狂，舌红口燥，起坐不安，即食生梨两枚。明晨又邀余去诊，症似危险，诊之脉紧已松，口渴舌红，又已化火，阳气已通，可保无虞。后转服化痰润肺之剂，仍每日吐稠腻白痰碗余，十余日后，再服六君子等和胃药十余剂而愈。庚寅冬温，愈于温药者多，死于凉药者广，然亦要临症活变，断不可拘执也。

【赏析】

患者正值除夕寒冷之季，感寒而见咳嗽痰多。本为寒饮犯肺，肺失宣降，故见咳嗽痰多色白。医者误以豆豉、栀子、杏仁、瓜蒌、浙贝、蛤壳、茅根等清热化痰之药治之，致使肺寒益剧，故服药后咳嗽更甚，痰量更增。改邀余氏诊治。脉紧、肌肤干燥、无汗为寒邪外束，卫阳闭遏，营阴郁滞之象；外有表寒，内生寒痰水饮，侵犯于肺，则见咳喘，咳痰黏腻如胶糖，日吐数碗；咳唾较重，引痛胸胁。此本为寒证，而前医误用寒药，属误治也。故余氏曰：此为寒饮袭肺，如再服寒凉药物，则咳更甚也。于是让患者进服小青龙汤，并加重桂枝、干姜的用量。《伤寒论》原文40条："伤寒表不解，心下有水气，干呕发热而咳，或渴，或利，或噎，或小便不利，少腹满，或喘者，小青龙汤主之。"小青龙汤主治寒饮犯肺的咳喘病症，兼有表证者亦可服。方中麻黄止咳平喘，桂枝、细辛、干姜温肺化饮，半夏温化痰饮，五味子敛肺止咳，芍药抑制麻黄、细辛、干姜的燥烈之性，甘草调和诸药，共奏温化寒饮，止咳平喘之效。服用三剂后，患者突然出现神志如狂、舌红口燥、烦躁、坐卧不安之状，症状看似危重，但仔细观察发现患者脉紧已缓解，舌红口渴，余氏断为阳气已通，现已化热，预后较好。给予病人服用化痰润肺之剂，以滋肺阴清肺热、化痰浊，痰量渐减。继服六君子汤等补脾和胃药从脾胃治痰。清代李用粹《证治汇补·痰证》提出："脾为生痰之源，肺为贮痰之器。"此理论指出了脾脏在肺系痰证的发病、病机及治疗中的重要性。脾胃居中焦，二者互为表里，主运化，升清降浊。脾胃功能失常，则运化无权，水液运化输布失常，清者不升，浊者不降，滞留胸膈，聚而为痰，故用六君子汤健脾化痰。

此病案首先强调了寒冷季节治疗病证多用温热药取效，体现了中医药治病因时制宜的理论，但具体病证还需具体分析，只有做到知常达变，辨清寒热虚实，才能正确治疗，进而取得满意的疗效。其次提出应以健脾化痰作为痰饮咳喘证的善后调理，值得学习和借鉴！

湿 痹

案　足肿腰重，缓风湿痹案

常熟大市桥王姓，年二十五六。

面色青黄，足肿如柱，胀至腰，腰重不能举，足软不能行，其父背负而至。余问曰：此症起于何时？答曰：已一年有余，服药近二百剂，鲜效。余诊其脉，涩滞不利，下体肿胀，足弱不能行，腰重不能举。余曰：此症虽未见过，揣其情，即黄帝所谓缓风湿痹也。《金匮》云：着痹，湿着而不去，腰中如带五千钱。《千金》云：脚弱病，总名谓之脚气，甚则上冲心腹，亦能致命。此症服补剂，往往气塞而闭者甚多，服表药而死者，未之有也，断不可因久病而补之。余进以活命槟榔饮方，橘叶四钱，杉木片一两，陈酒三两，童便二两，水二碗，煎至一碗，调入槟榔末二钱。服后将被温覆而卧，遍身汗出如洗，肿退一半。再服一剂，

汗后肿即全退，足渐能步履。

复诊更本事杉本散方加味，杉木片五钱，大腹皮二钱，槟榔二钱，橘皮、橘叶各二钱，防己二钱，附子四分，酒二两，童便二两，服三剂，病瘥。其父曰：药价极廉，不及百文，四剂即能愈此一年余之重症，神乎技矣。余曰：药贵中病，不论贵贱，在善用之而已。古人之方，不欺后学，所难者中病耳。如病药相合，断无不效验者。

【赏析】

余氏诊病强调，"一病必须细心推敲，用药亦再三斟酌"，从不滥用贵重药品，此精神，医者首当学习。在常熟大市桥遇一病人，两腿肿大如柱，肿胀至腰，腰重不能举，足软不能行，脉涩滞不利，前后服过200余剂中药仍无效，而余氏用"活命槟榔饮"数剂，其价不满百文，就治愈了这个患病年余、耗资数

百大洋的病人。

本案患者，虽得病日久，正气必虚，然因水湿邪气仍稽留未散，阻碍气机运转，故此时首当"攘外"，以运转气机、利湿消肿后，方可"安内"，一剂药下，水湿已去大半；二诊三剂，在行气利水基础上，加一味附子，以温阳扶正。方中槟榔味苦、辛，性温，归胃、大肠经，功效杀虫、消积、下气、行水，在此主行气消水；橘叶性温，味苦辛，主疏肝、行气、化痰、消肿毒；杉木片性微辛温，祛风利湿，行气止痛，主风湿痹痛；陈酒有活血化瘀，滋阴补阳的作用；童子便在《本草纲目》中记载；人尿（童子尿）气味咸、寒，无毒。童男者尤良。对于童子尿治病的原理，李时珍在《本草纲目》中曰："尿，从尸从水，会意也。方家谓之轮回酒、还元汤，隐语也。"意思是小儿为纯阳之体，代表着无限生命力的阳气，元气充满全身，尿液是肾中阳气温煦产生的，虽然已属代谢物，但仍然保留着真元之气。不过古人并不是任意使用童尿，还是很有讲究的，如童尿用12岁以下的童子。童子要忌食五辛热物，男用童女便，女用童男便，童尿斩头去尾等。现代并未有再用童尿药用的做法，但却有一些极度困境中度过的人在缺水断粮的绝境中自饮尿液维持生命的事例。

二诊时加入橘皮，即陈皮，有理气调中，燥湿化痰功效；大腹皮是槟榔的果皮，具有下气宽中，利水消肿的功效；防己行水，泻下焦湿热，治水肿臌胀之常用药；附子温阳化气利水，治阳虚受湿发肿，一切虚肿皆用之。

此患者年仅二十六七，当先祛邪后扶正，若该患年老，又确已虚极不耐行气消散，则又当扶正驱邪并用。治病之法，辨证准确之外，尚需注重轻重缓急，并能收放自如，自然稳妥。

久痛入络

案　气滞血瘀，瘀久入络案

诸痛之症，当分气血、寒热、脏腑、经脉，断不可笼统而混治之。邵镜泉，浙江会稽人，在常熟南门开合泰槽坊。始以正坐，有友与之嬉，猝自后压其背，当时无所苦，后数月，咳嗽吐痰，其痰似乎从背脊上行，由肺咳吐而出也。旋腰间络脉如束带，收紧作痛，继则腹中攻痛，已而筋松痛舒，以手按之，不拘腰腹，其气即阻于掌下，而痛更甚，按久则掌下高突，气聚不散，而痛势更甚。伊服七厘散伤药之后，自此痛势不休，手按于何处，掌下即痛，腰中收束之痛，一日夜十余次，已有年余。后有医进以附、桂、杞子、鹿角、杜仲、党参等，服二十剂，不热不胀，痛势依然。邀余诊之，述其病情。余曰：气攻腹中，痛后即散者，《难经》云，气之不通，为聚为瘕。瘕者假也，或有或无。聚者气之所聚，或聚或散。久痛则入络，气窜于络，被瘀阻不通则痛。用手按之，掌下高突者，络中气至不能流通，其气聚于掌下，似觉皮肤高突也。手去则气道通而痛平。腰间如束带，收之则痛，松之则舒，此乃久痛伤络，累及奇经带脉之隧道，被气血阻滞，气行至此，不能通达，故脉络俱收紧，引东牵西也。吐出之痰，似乎在背脊、胸胁、肩臂诸经络出者，络虚则津液渗入，多服热药，则煎熬成痰，此经络病也，躯壳病也，气血病也，与中宫脏腑毫不相干。若服热药，反助火为痰，呆滞气血。以余鄙见，当从仲景虫蚁搜剔之法，细审鳖甲煎丸，即知其法，当先服指迷茯苓丸二两，作六天服，先去络中之痰。服后痰咳渐少。后以地鳖虫一个，地龙一条，䗪虫一个，蜣螂一个，僵蚕三条，鼠妇六个，六物炙脆为末。以丝瓜络一钱，橘络一钱，络石藤钱半，三味炙炭为末。以别直参一钱，沉香三分，降香三分，檀香三分，木香三分，郁金三分，六味俱用酒磨汁。又以青葱管一尺，韭菜根五钱，二物捣汁。又以红花五分，当归二钱，新绛五分，怀膝尾钱半，四味煎浓汁。用陈酒二两，将各汁和透炖温，冲服前末。服三剂，痛去其半。后以原方加穿山甲钱半同煎，又加黄鳝血二钱冲和服。服四五剂，痛减八九。后以理气和荣通络之剂，调理而愈。

【赏析】

本案例患者在与朋友嬉戏时，突遭有人按压背部，当时无事，过后数月出现咳嗽，痰多，自觉痰从脊背上行，后由肺而咳出，腰部掣痛，如带紧束，伴见腹痛，腰腹疼痛部位游走不定，拒按，按压久而掌下气聚高突，一日疼痛十余次，自行服用七厘散无效。病程一年余，后有医给予附、桂、杞子、鹿角、杜仲、党参等二十余剂仍无效。余氏主张治疗疼痛，当分清气血、寒热、脏腑、经脉，对症治疗，疗效才会立竿见影。分析患者的疼痛特点当属气滞血瘀，瘀久入络，故治当行气活血。患者伴见咳嗽痰多是因气滞络瘀，津液阻滞，又服用温热之药，炼液成痰，因此先用指迷茯苓丸化痰止咳，祛络中之痰，方中半夏（制）、茯苓、芒硝、枳壳，燥湿和中，化痰通络，用于痰饮留伏，筋络挛急，臂痛难举之妙方。服药后，咳减痰少。针对腰腹部的疼痛，当行气除瘀，因瘀久入络，故用仲景的虫蚁搜剔之法，首选地鳖虫一个，地龙一条，虻虫一个，蜣螂一个，僵蚕三条，鼠妇六个，此六物血肉有情之品，破血逐瘀，荡涤脉络之瘀，并用丝瓜络、橘络、络石藤活血通络止痛，更加当归、红花、新绛增强活血化瘀之效，但此证血瘀是因气滞而成，故在活血化瘀的基础上必先行气，气行则血行，因此加入木香、檀香、沉香、降香、郁金，又因络瘀日久耗伤气血，并加高丽参大补元气，扶正祛邪。诸药合用行气活血，通络止痛之效。服用三剂，痛减一半，更加穿山甲、鳝鱼活血通络，行散络瘀痛减八九，后用理气通络之剂调理而愈。

此案例告诫医者治疗疼痛病证，首应辨清其病因是气血、寒热哪一种，病位在脏腑、经络哪一处，才能用药准确，药到病除。

戴 阳

案　真寒假热，童子戴阳案

常熟东门外叶泳泰布行一童子名锦兰，年约十二三。

吐泻止后，即就余诊。两尺皆伏，惟寸关脉浮，汗多气促。余曰：此症大有变局。进以和中分清芳香淡渗之品。至明日又邀余去诊。汗如珠下，面红目赤，肢厥脉伏，口中要饮井水、雪水，烦躁不休。余曰：此症阳已外脱，若认为热证，一服寒凉即死。若畏其死，即无法矣。病家人曰：听君所为，死不怨也。余曰：吾开方后，不可再请他医，因他医以余方为是，死则归罪于彼，若以余方为非，而更立一方，死则其罪愈不能辞。症既危险，死生不如余独肩其任。即以干姜一钱，附片一钱，肉桂八分，猪胆汁一钱，童便二两，三物先煎，将汁滤清，和入胆汁、童便，沸一二次冷服。此症本可用白通四逆加人尿、猪胆汁为是，因症已危险，故去参、草之甘缓，恐其夺姜、附之功，加以肉桂之辛，如猛将加以旗鼓，万军之中，以夺敌帜。不料时已在晡，胆汁、童便，俱无觅处。病家先以姜、附、桂三味煎而饮之，欲将胆汁、童便明晨再饮。余闻而大骇，即送字与其父。曰：姜、附、桂阳药，走而不收，一误犹可，胆汁、童便阴药，守而不走，再误不可，一服即死。明晨速即将原方照服，或可挽回万一。明晨果照方服一剂。至午，余又去诊之，汗止，口渴亦止，面目红色亦褪，脉细如丝而已见。余曰：脉已微续，可无虑矣。即进四逆加人参、人尿。再一剂而病霍然。吾友曰：如此酷暑，十余岁小童，服如此热药，倘一挽回不转，其咎何辞？余曰：不然。为医者当济困扶危，死中求生，医之责也。若惧招怨尤，袖手旁观，巧避嫌疑，而开一平淡之方以塞责，不徒无以对病者，即清夜自问，能无抱惭衾影乎？

【赏析】

戴阳，中医学病症名，此证可见于《伤寒论·辨少阴病脉证并治》篇，指重病后期出现面红颧赤的征象，多由命门火衰、虚阳上浮所致。患者见气短、呼吸迫促、倦怠懒言、头晕心悸、下利清谷、手足厥冷、小便清长、脉微欲绝等症。这些都是真寒的表现。但面色浮红、口鼻有时出血、口燥齿浮、脉浮大、按之空虚无力，这些是假热的症状。"戴阳"与"格阳"都属真寒假热的病理变化。格阳证是内真寒而外假热，戴阳证是下虚寒而上假热。实际上病情发展到这种严重阶段，两者常可互见，不能截然分开。治宜回阳通脉，如通脉四逆汤、白通汤及通脉四逆加猪胆汁汤等。

患儿吐泻后，津液大伤，阳气外泄。阳虚失固，阴液外脱，故汗出较多，呼吸急促，尺脉沉微即为真阳衰微的表现，寸关脉浮即为虚阳外浮的征兆。此时急当回阳救逆，而用和中分清芳香淡渗之品，故无济于事。二日见患儿大汗淋漓、面红目赤、烦躁不止、口渴欲饮冷水、四肢厥逆、脉微欲绝。余氏判断此为阳虚外脱之证，一派真寒假热之征。此时，却不可进食寒凉，不然只会加速阳亡，致患儿死。余氏随即开出方药为干姜、附子、肉桂、猪胆汁、童便，实为通脉四逆加猪胆汁汤去炙甘草加肉桂，因患儿病证较急，阳气虚衰，恐炙甘草甘缓有碍姜、附回阳之力，故去掉，并加肉桂以助姜、附回阳之功。但此实为阳脱阴竭之证，姜、附、桂辛温走散，走而不守，单用更宜耗伤阴精，阴阳互根，无阴之孤阳不易内存。故加猪胆汁、童便咸寒内敛，守而不走，使阳生有根。服药第二日，患儿汗止，渴止，面红目赤已退，脉象已现细如丝，为阳回阴生之象，正如《伤寒论》第 315 条："少阴病，下利，脉微者，与白通汤；利不止，厥逆无脉，干呕，烦者，白通加猪胆汁汤主之。服汤，脉暴出者死，微续者生。"随即进四逆加人参、童便一剂而愈。

此案例亮点之一是以余氏的亲身临证记载了戴阳证的典型特点，淋漓尽致地展现了真寒假热证的证候特征，使中医学者铭记在心；亮点之二是陈述了戴阳证的正确治疗，体现了四逆汤、通脉四逆汤及通脉四逆加猪胆汁汤等类方在危重证前的神奇疗效，尽显经方的魅力所在；亮点之三是余氏不顾个人声誉，心系患者的高尚医德触动了每位医者。医者之心，师者之志，浓缩的不仅是药的文明和医之精神，更是我们中华文化且深且重，实为受益匪浅！

脱 证

案 少阴戴阳，汗出阳脱案

吾幼时在孟河天宝堂药铺曹焕树先生之门下习业。其弟鲁峰，素有咯血症，是年十月，忽起寒热，头痛身疼。治以桂枝、葛根汗之，寒热已尽，渐能饮食。停一日，忽然面红汗出如珠，神静脉浮而无力。即请马培之先生诊之，服药依然，至晚汗出更甚，莫可为计。至二更，余看《医宗金鉴》少阴戴阳一条，即谓焕树先生曰：鲁峰叔之病，与戴阳相合，急宜引火归元。焕树恍然悟曰：此阳脱证也，非温纳不可。因其素昔吐血，最惧阳药，故畏缩而不敢专用，倘一差失，杀吾弟矣。余曰：阳无阴不敛，当阴阳并顾，与其不治而死，不如含药而亡。即以熟地四两，党参四两，黄芪四两，附子三钱，肉桂三钱，煎汁，加以童便三两，分三服。先进一服，静待半时，无所变，再服亦然，三服已尽，汗仍不收，面赤不退，不寐不烦不胀。后治法已乱。曰：既能受补而无他变者，恐病重药轻故也。再浓煎别直参二两服之，又不胀。再以紫河车一具，东洋参二两，煎浓汁服之，约一时许，汗收，面红渐退而安寐，至明日始醒，宛如无恙。后费伯雄、丁雨亭先生诊之曰：此等治法，出乎医理之外，非自己为医不可。费伯雄先生曰：昨日阳脱而救阳，今日阳回当保阴，即服甘凉咸寒养阴之品，十余剂而愈。余见古书有云服参数斤者，于此益信古人之自有此法也。

【赏析】

患者素有咯血症，说明体质多为营血不足，后又感受风寒，恶寒发热，头身疼痛，此时发汗解表应兼顾病史营血亏虚，因汗血同源，如发汗太过，宜致阴血衰竭，变生他证。果不然用桂枝、葛根汤后，虽表证已解，二日忽然出现面红、汗出如珠、但欲寐、脉浮而按之无力。余氏参阅《医宗金鉴》少阴戴阳一条，判断此为阳脱之证，唯有温阳固纳为正治，并考虑患者咯血病史，又经发汗，阳气外脱之。因为阴液衰竭，孤阳不能内敛而致。故回阳同时兼补阴液，随即重用熟地、党参、黄芪益气养阴，附子、肉桂回阳救逆，并加童便血肉有情之品咸寒养阴，同时可引阳药入阴，促使阴阳平衡。药后未见好转也未加重，说明病重药轻，更进别直参大补元气，还未显效。继进紫河车一个，东洋参二两，煎浓汁顿服。服后一时许，患者汗止，面红渐退，神清入睡。明日醒来，安然无恙。

紫河车为健康人的干燥胎盘，本品味甘、咸，性温。民间常用之补虚扶正。古典本草记载"主气血羸瘦，妇人劳损""男女虚损劳极，不能生育，下元衰惫""能峻补营血，用以治骨蒸羸瘦，喘嗽虚劳之疾，是补之以味也"。东洋参为菊科草本直根类植物，性温、味甘、无毒。别名牛鞭菜，为补肾、壮阳、滋补之圣品。

此案例告诫我们，临证治疗阳脱之证要结合疾病发展过程，判断脱证形成原因，才能更为准确地用药，最终收得良效。此阳脱之证是因营血耗伤，阴精衰竭，阳无阴不能内敛而致。治疗应回阳救逆兼益气养阴，疗效显著，值得学习！

阴阳并脱

案　阴绝阳亡，阳脱阴脱案

丹阳贡赞溪在琴[1]开豆腐店。

始以温邪，有王姓医专以牛蒡、豆豉、柴胡、青蒿等，已服十余剂，阴液已尽，阳气欲脱，狂躁咬人，神识昏愦，痉厥皆至，舌黑而缩，牙紧不开，病已阴绝阳亡。余即进以复脉法，去姜、桂，加鸡蛋黄大剂灌之。不料明晨反目瞪口张，面青肉僵，脉沉而汗出如珠，四肢厥冷。余曰：阴回战汗，阳不能支，欲脱矣。不必诊脉，先炊炉燃炭，急以桂枝龙骨牡蛎救逆法大剂，别直参三钱，白芍三钱，甘草一钱，龙骨四钱，牡蛎一两，淮小麦一两，红枣三钱，茯神二钱，煎之。先灌以粥汤，含不能咽，即将药煎沸灌之，稍能咽，缓缓尽剂。不料至晡汗收而遍体灼热，狂躁昏厥，舌黑津枯。余曰：阳回则阴液又不能支矣。仍进复脉去姜、桂法，生地一两，阿胶三钱，麦冬五钱，白芍三钱，炙草一钱，麻仁四钱，鸡蛋黄二枚。服后至明晨，依然汗冷肢厥脉伏，目瞪口张不言语。余曰：阴回则阳气又欲脱矣。仍服前方桂枝救逆汤。至晡依然舌黑短缩，脉数灼热，仍用复脉去姜、桂法。如是者三日，症势方定。此症阴脱救阴，阳脱救阳，服药早温暮凉。若护阴和阳并用，亦属难救，故不得不分治也。后服甘凉养胃二十余剂而愈。治此症余挖尽心思。余素性刚拙，遇危险之症，断不敢以平淡之方，邀功避罪，所畏者苍苍耳。

【注释】

[1] 常熟古称"琴川"，简之"琴"。

【赏析】

此为一则亡阴亡阳证交替出现的复杂医案。叙述如下：患者初期感受温热之邪，医者以牛蒡、豆豉、柴胡、青蒿等清热解表连服10余剂。出现狂躁咬人，神志不清，四肢抽搐，牙关紧闭，手足厥逆，舌黑而缩。余氏推断为阴液耗竭、虚阳外越，即亡阴证，进以复脉汤去姜、桂，加鸡蛋黄，大剂灌之。不料明晨反目瞪口张，面青肉僵，脉沉而汗出如珠，四肢厥冷，为亡阳证，急以桂枝龙骨牡蛎救逆法大剂：高丽参9g，白芍9g，甘草3g，龙骨12g，牡蛎30g，淮小麦30g，红枣9g，茯神6g。至晡汗收。随后两日内反复出现亡阴、亡阳两次，均以复脉汤去姜桂、桂枝龙骨牡蛎救逆汤分别灌服。至4日晨，病证方定，后服甘凉养胃20余剂而愈。

这是一例在3日内三次亡阴、两次亡阳的极其罕见医案。惊险的急救过程提示我们有以下几点思考：

其一，在治亡阴证时，并未护阴和扶阳并用。此案虽为亡阴亡阳交替重复出现，但在一个特定时间，只有一个主要矛盾，必须用全力解决此矛盾。如亡阴证，其病始于温邪，又用牛蒡、豆豉、柴胡等发散药10余剂，阴液将竭，病势危急，稍用辛温药，人必阴液立竭而死。故此时专用大剂滋阴药救之。亡阳为主时切忌加大量滋阴药，有碍阳气回复。

其二，既是亡阳证，不用姜附而用桂枝龙骨牡蛎汤。因本案是温病误汗，由亡阴导致的亡阳，阴血极度亏虚，故不能用干姜、附子，再伤阴液。另因人之阳气及补阳药之性质属于动。清·张秉成《成方便读》地黄饮子条曰：真阳下虚，必有浮阳上僭。亡阳证患者浮越无限之阳气本身就有上脱趋势。如不用龙骨、牡蛎引火归元向下，恐阳气得补，立即上脱，更加速了阴阳离绝。再者，本案亡阳是由亡阴而致，所以阳气外脱的速度是相当快的。如不及时治疗，随即出现格阳戴阳之证，因伴随格阳、戴阳症的亡阳证，其阳气外脱的速度比普通的亡阳证要快得多，故必须抢在格阳戴阳症状出现之前，先用龙骨牡蛎向内向下摄纳欲脱之阳气，起到治未病之效。

其三，桂枝龙骨牡蛎汤中加入甘草、淮小麦、红枣、茯神。《医论》：脾胃居中，为上下升降之枢纽。朱震亨指出：脾具坤静之德，而有乾健之运，故能使心肺之阳降，肝肾之阴升，而成天地交泰矣。故亡阳时人体阴阳有离绝之势，阴气下脱，故遗尿泄泻；阳气上脱，故面红如妆。气对津液具有固摄作用，气虚失固，则大汗不止。所以，对亡阳者补脾气，是补气固脱的关键措施，土生万物，补脾土可交通心肾，使阴阳水火既济。

其四，为何亡阴亡阳交替出现？该患者虽亡阴亡阳交替出现，但亡阴在先，亡阳在后。且患者阴阳俱虚，补阴药稍过，即现亡阳证。补阳药稍过，即现亡阴证。但每用药一次，阴气或阳气都会略增一些，病情是在缓慢地好转。这种证候变化不因误治，而是治疗过程中，邪正处于相持阶段进而出现的必不可少的正常过程。因此，对于亡阴、亡阳的原因及先后侧重的正确判断是防止误治的关键。

上下并脱

案 阳脱危证，乩方自毙案

同道徐宾之金陵人，住常熟西门。

始而寒热，继则下痢红白，三四日后重不爽，小便少而涩。自服药数剂，不效，邀余治之。舌面白，舌心、舌边俱剥而红燥，脉来滞而不扬，进以胃苓汤，意理气而泄湿热。一剂，溲涩后重俱爽，红积止而见薄粪，猝然遍体汗出如珠，自寅至酉，而起坐言语饮食，一如平人。惟大便溏薄，日泻二三次，并不后重。自戌至寅，四时中烦躁汗多，额与指尖均冷，撮空呓语，喜怒之状不一，或以为祟。余曰：此乃阳脱之症。躁而不烦，是阳气虚竭，即以附子理中合桂枝加龙骨牡蛎法，急守中阳，以固表阳，人参三钱，於术[1]四钱，附子一钱，白芍一钱，桂枝二钱，龙骨三钱，牡蛎一两，炙草一钱，干姜一钱，红枣五枚。服之，入夜仍拈衣摸床，呓语汗出。明日原方再加重三成，加五味子五分，一服后汗收神清，阳回痢止，即饮食渐进，已能出外。因药贵停服六七日。后服乩方[2]黄芩三钱，白芍三钱，服两剂，仍烦躁不休，冷汗淋漓，大便水泻，遍体如冰。再服扶阳固表，已无救矣。噫，生死虽曰天命，岂非人事？医究有理可评，黄芩苦寒，白芍泄脾，既自为医，反服乩方，其死宜哉。

【注释】

[1] 於（yū）术：白术的别名。属菊科多年生草本植物的块茎，主产在临安市境内——於潜一带的山峦，因产于於潜而得名。"於术"素有"北参南术"之称，具有补脾益气、化湿利水、消积止泻、固表止汗之功效。

[2] 乩方：世有书符请仙而求方者。其所书之方，固有极浅极陋极不典，而不能治病且误人者。

【赏析】

　　患者自是学医之人，病发初期恶寒发热，继而出现下利赤白，三四日后里急后重，大便不爽，小便不利。此为感受外邪，表邪化热急速入里，侵犯中焦脾胃，脾胃受损，运化异常，气机升降失常，脾失升清而下利，湿热腐蚀肠腑，故伴见赤白脓血便。自服药数剂而不效，诚邀余氏看诊。余氏见舌苔白腻，舌质红燥，脉来涩滞，断为脾胃失运，湿热内蕴，故用胃苓汤，意在调理脾胃气机，清热利湿。一剂后，患者小便不利、里急后重均好转，赤白黏冻止而见稀薄粪便。突然遍身汗出如珠，白昼间患者饮食起居言语均如常人，单大便稀溏，日2~3次，并无里急后重之感。夜间出现汗多，躁动不安，撮空理线，胡言乱语，喜怒无常，额与指尖厥冷。余氏断其为阳脱之证，因泄泻日久，真阴下脱，脾阳大伤，累及真阳，虚阳上脱，故用附子理中加桂枝龙骨牡蛎汤，人参9g，白术12g，附子3g，白芍3g，桂枝6g，龙骨9g，牡蛎3g，炙甘草3g，干姜3g，红枣5枚，温补中阳，固护表阳。服后，夜间仍汗出，循衣摸床，胡言乱语。2日晨起，原方剂量加三成，另加五味子五分敛阴止汗。服后，中阳渐复，下利停止，食欲渐佳，可外出行走。因家境贫穷，药费较贵而停服，后用乩方，即黄芩9g，白芍9g，服用2剂后，再次出现冷汗淋漓，烦躁不止，泻下水便，全身冰冷，此为中阳刚复，就进黄芩、白芍苦寒之品，重伤阳气，此时再服附子理中加桂枝龙骨牡蛎汤已无回天之力。

　　此案例为上下并脱之范例，提示医者有二：一是病证如因损伤脾胃，脾阳不振，下利益甚，进而导致阴液脱于下，虚阳脱于上者，宜用温补中阳，固护表阳之法；二是切忌乱用乩方，以免延误病机，错失良机，而致死证。

虚斑亡阳

案　虚斑亡阳，凉药再误案

常熟阁老坊范云亭。

是年暑天，先因寒热，遍体红斑满布，延某医治之，进以牛蒡、山栀、豆豉、厚朴、枳壳、凉膈散、石斛、生地、沙参等，琴川所谓三鲜汤加减是也。服五六剂，遍体冷汗淋漓，神识尚清，脉沉细，目珠上反，喉间痰声辘辘，气促咳嗽痰多，项背反折。是日请医七人，有用鲜生地、石斛、大黄、芒硝者，有用豆豉、牛蒡、山栀、连翘者，有用草果、厚朴、苍术、陈皮者，有用附子、人参、熟地、阿胶者，各有主见，议论纷纷。七人之中，余不在焉。余至，各医均散。

余诊之曰：脉微欲绝，冷汗淋漓，阴凝于内，阳脱于外。舌底绛白润而灰，下焦浊阴水气，皆泛于上。再拘执红疹宜服寒凉，阳即脱矣，若进枳、朴、苍术香燥者，亦决无是理，惟温补似乎合符。然熟地、阿胶有痰饮阻格，决不能入，不如以甘温固表扶阳，参以酸敛之品收之，服一剂。明日邵聿修先生[1]到琴，应有卓识。立方用党参、茯神、枣仁、桂枝、白芍、炙草、炒淮麦、五味子、煨姜、红枣。病家及旁人，皆不肯用党参。余曰：此症当大服人参，既不相信，改北沙参可也。服一剂，如故。

至晨，邵君到，即书字来寓，邀余并诊。余曰：先将昨方换人参，加龙骨、牡蛎，再服一剂诊脉可也。聿翁曰：龙骨、牡蛎前方已加，服过一剂，人参未也。余曰：何以不用人参？邵君笑而不答。余曰：君乃常昭之仰望，若亦依顺人情，而仍用北沙参者，云亭无生理矣。岂可比余之人微言轻乎？聿翁曰：用人参若干？余曰：此症人参宜以两计，然方上却难写，不如先用一钱，余使病家渐渐增进。即将原方去沙参，换人参一钱，服一剂，固效。章翁要往梅里，委余代看一日。余曰：代理一天犹可，如日久恐病家不信，岂不误事？邵君去后，明日病人大汗如雨，痰升作厥。余曰：即服独参汤一味，以救其脱，另用五味子、枯矾二味，研细末，以人涎唾调烂，纳入病人脐中，用膏药盖之。是日共服人参七钱，并未作胀。明晨汗稍收，气渐平，口中白糜布满。

明日聿翁到琴，并诊之，斟酌一方，当舍表救里，不能顾其红斑，拟十四味建中加减主之，人参一钱，黄芪三钱，茯神二钱，炙草一钱，五味子五分，於术二钱，附子一钱，肉桂八分，干姜五分，白芍钱半，熟地四钱，杜仲四钱，杞子三钱，红枣五枚。煎服一剂，无效。

原方再服一剂，忽觉泄泻，脉变外浮。聿翁曰：此症难矣。脉浮汗出，阳从上脱，又见泄泻，阴从下脱，阴阳两脱，又加白糜满口，痰塞咽喉，不死何待？余曰：病势虽危，尚有一线生机，能服人参两许，兼以大补之剂而不胀，服姜、附、桂而不燥，尚有正气能支，有阴分可烁。今脉沉而转浮者，乃阴脉转阳脉也。大便溏泄者，乃服温药行动先所服凉药之积也。仲景太阳篇有寒积太阴，阳动则腐臭秽不能内留而下者，即仲景桂枝加芍药条之文。然寒积遇温而下，不过两三日，若下之三日不止，汗更出，脉仍沉濡肢冷，则死定矣。如下之能汗收脉缓思饮，至第三日而痢止，即有生机矣。乃谓云亭之弟仲和曰：余二人之力，不胜此病，宜再请高明。仲和曰：医祷俱穷，二公再推诿，无他望矣，生死由命，决不怨也。即将前方去熟地，加白芍二钱，干姜五分，再进一剂。口中化燥，脉仍浮而痢更甚。以原方再服一剂，痢止，略思饮食，精神稍振。即将前方桂、附、姜、芍减半，加熟地、萸肉，另服独参汤。又两日，病已大有起色。聿翁回支塘，余为调理月余而痊。所调理之方，皆归脾、四君、生脉、桂枝加龙骨牡蛎、小建中诸法加减出入。

此事已有五六年，刻下聿翁已作古人。今夏初有人来邀去，云亭病重，即过诊之，病已七八日。一日数医，所服皆牛蒡、山栀、豆豉、连翘、琴川三鲜汤、枳、朴之类。诊其脉沉而下痢，痰声辘辘，汗冷，瞳神无光，阴躁。余曰：前次为凉药所误，不料今次又依样葫芦，惜哉。即写别直参三钱，附子一钱，干姜一钱，於术三钱，炙草一钱等服之，如水投石。余曰：难矣，即起聿修于地下，亦无济矣。如此阳虚烟体，正虚邪陷，用清凉克伐而有生理者，未之有也。延三日而逝。

【注释】

[1] 邵聿修：（1818～1886年），清末名医，系常熟支塘人，与余听鸿齐名，

为忘年之交。邵氏不仅学验俱优，且医德高尚，余听鸿在本书中称邵聿修为"常昭医生之首"，并谓其"识见心思，超人一等……其生平为人，性直气爽，不谈人短，不攻同道，不恃己才，不耻下问，深可敬也"。邵声誉遐迩，每于出诊途中，求治者纷至沓来，遮道塞路，时人有"邵木排"之称，盖描记其每至一处，辄停止不前状态。邵氏用药偏于甘温，医道人品高尚，曾治愈昭文县知事易作霖痼疾，遂授"指到春回"匾额。其诊病处方、审证周密，遇有危急重证，常先处方药，嘱病家即时购服，然后再写医案，阐明理法，案语多精构处，足资后学揣摩，著有《邵聿修医案》四卷，因历经变乱，现多散乱。

【赏析】

患者正值暑天，感受暑热之邪，邪热内入血分，全身满布红斑，医者给以牛蒡、山栀、豆豉、厚朴、枳壳、凉膈散、石斛、生地、沙参等清热滋阴之剂，服用五六剂后，患者全身冷汗淋漓、神志清楚、眼珠上吊、咳嗽痰多、气喘、角弓反张、脉沉细。当是过用寒凉药后伤了阳气。故余氏四诊合参后认为，患者脉微欲绝，冷汗淋漓，遍身红斑为阴寒内盛，虚阳外浮之象，舌质淡暗苔白润而灰为下焦阴寒之气上逆而成，此时万不可服用寒凉之药，亦不可选用香燥之品，滋阴养血之药更不可用之，只能用甘温益气之品扶阳固表。服用一剂，二日邵聿修先生诊后改用党参、茯神、枣仁、桂枝、白芍、炙草、炒淮麦、五味子、煨姜、红枣。此时应用人参加强益气固表之力，勉强改用沙参，一剂后，症状如前。余氏建议将上方加入人参、龙骨和牡蛎，服用一剂仍无效。说明病重药轻。四日病人大汗淋漓，痰鸣气喘而四肢厥逆，余氏用独参汤益气固表，另将五味子、枯矾研末，用人之涎唾调匀涂在患者肚脐处，并用膏药盖住，收涩止汗固表。五日晨起，患者汗出好转，气喘渐平，口中白糜满布。虽病情尚未痊愈，但总体用药思路正确，病情不断好转。

余氏认为，病证虽危重，但根据患者几日用药来看，进以大剂量人参未见腹胀，服用姜、附、桂辛燥之品未见燥热过甚，说明患者机体正气尚可，阳虚不甚，阴液可支，脉由沉转浮即为阴证转阳，腹泻皆为阳气逐渐恢复祛除阴寒邪气之象。如同《伤寒论》太阴篇此处是脾阳恢复，腐秽当去故也，当为病情转佳之象。果然再经余氏用药后患者腹泻渐止，并略欲进食，精神稍好转。此时阳气已渐复，治疗当略有调整，应将温阳之力减弱，加大益气养阴之品。故将前方桂、附、姜、芍减半，加熟地、萸肉，另服独参汤。两日后，患者大有好转，余氏用归脾汤、四君子、生脉饮、桂枝加龙骨牡蛎汤、小建中汤等调理中焦脾胃月余而痊愈。

但遗憾的是，五六年后，患者再次病重，又出现同样情况。病人腹泻，喉中痰鸣，冷汗自出，目光呆滞，躁动不安，脉沉而无力。余氏叹息，上次就因寒凉误治，这次依然，病人阳气虚极，阴寒内甚，即便聿翁死而复生也难将其治愈。于是开出高丽参、附子、干姜、於术、炙草等益气扶阳，但终是阳气亡竭，大势已去。

此案为虚斑之证，先前屡遭误治，以致亡阳，险些丧命。经余氏诊疗，峰回路转，安然痊愈，却在几年后又因误治而命归黄泉。鲜活的实例告诫医者，临证当辨清虚实、寒热、阴阳、表里，勿犯虚虚实实之戒。尤其真寒假热证最易蒙蔽医者之目，终致患者丢命。血之教训，望医者谨记！

阴斑泻血

案　阴斑泻血，专主温补案

壬午七月，余至琴川，吾友沈芝卿劝余施诊。八月间，温热大行，病诊甚多，每日应接不暇，至腊月初五，因年事催迫，欲回孟河度岁。是晚与芝卿同饮于醋库桥。芝卿曰：吾腿上起红斑已有两日，并无所苦。余视之，两股两胫及手腕等处，起红斑如豆如粟，视肌肤稍高，色微紫而不鲜泽，有时作痒。谅由冬天温暖，风热所致，当时开一辛凉解肌之方。初六早解缆启行，过扬库之西塘市，河水泊舟五日冻解，一路耽搁，至十九日到常州。接得吾友胡少田之信云芝卿病重。余半载未归，归心如箭。至二十日，又接到少田信云芝卿病危，即速回琴。斯时雪深冰坚，余即寄装于怡芬泰茶行，负絮被一条，趁航至锡山，连夜过航至琴川，到已十二月廿三日午后矣。

一见芝卿，形容十分狼狈，囟首丧面，色亦黧黑，发根上逆，大便血利滑泻，手足拘束，如同桎梏，身上红斑，皆聚成块，大骨骺处及肩胛、尺泽、足膝、环跳、足胫等处，俱结红色一块，坐不能卧。余亦为酸鼻，即细问其病之始末。病家曰：初六日身起红斑，亦无所苦。至十一日，即胸中痞闷而呕，且有寒热。延裴姓医，进以高良姜、两头尖、吴萸、红豆蔻、官桂、香附、干姜等味，两剂后觉胸中更阻，大便秘结。至十五日，大便后猝然下血甚多。自此每日下血下利，斑疹渐收，聚于骨骺，而手足拘曲，寒热亦止，至今七八天，日夜下利无度。

余诊其脉细而弦紧，舌苔白滑而润。余细思之，斑由冬温而来，热阻胸中，肺气不宣，则气逆而呕。被裴姓医辛热大剂，劫动血络，阴络受伤，血从下溢。大便血后，血不能养筋，则筋拘束不伸。正气下陷，则斑疹随之而收束，聚于骨空节骺之处而成片。检近日所服之方，皆槐花、地榆、山楂、银花、枳壳之类。

余思此症，乃失表症也，若以人参败毒散服之，逆流挽舟，冀其斑透而痢止。服人参败毒散后，果能得汗，斑疹结聚，散布满体，痢仍不止。再服依然。

虽属知己，余亦难自专主，即邀王简修诊之，用当归赤小豆散加槐花、地榆之类。又邀沈心田诊之，进以阿胶、地黄之类。皆在阴分一边，方俱难以惬意。

余再诊其脉，仍如前，舌白不化，下利清谷，血脱则气亦脱，血脱先固气，当服温补，似乎合符，故王沈二君之方，俱未敢服。彻夜思维，服温补又恐有碍红斑，然阴斑虚疹，亦不忌温热，况事已如此，完谷不化，汤药入腹，即滑而出，断无再服阴药之理，当舍表救里为是。先进以四君子汤，加木瓜、莄肉等消息之，调以赤石脂、米汁。服后即滑脱而下，亦无所苦，惟面红目红，夜不能寐，舌滑口和，俱少阴之见症。

他医皆云，下血太多，阴不敛阳，不如清热养阴。余专主此事，总不能听各医眩惑，若不升阳固气，利断难止。余进以重剂附子理中汤，党参五钱，白术三钱，干姜一钱，附子一钱，炙草一钱，红枣五枚。煎汁服之，虽无所苦，而舌转干黄，渴而不能饮。各人皆谓药不对症。余曰：治病当有药主，其权在我。若再服寒凉，岂有生理？再服原方一剂，舌苔又转焦黑，扪之如炭，脉仍沉迟不浮，面红目赤，夜仍不寐。余心焦灼，即着人请支塘邵聿修先生。时正天寒雪厚，邵先生不能来城。

廿六日，年事匆匆，再服理中汤一剂。黑苔皆剥，舌变干绛色，胃气稍苏，利亦稍稀。余曰：阳分已回，稍顾其阴，原方加入生地、阿胶。服后利又甚，舌转薄白。余曰：阴药不能进，阳回而无依，如之奈何。二十八九日，又加呃逆，仍服附子理中，加以丁香、代赭，去阴药不用，而利稍减。访得东乡丁姓医，颇有名望，遣人请之。是日已大除夕矣，余思元旦无市，即开单买药十余种，参、术、附、桂、苓、草之类，配而与服。服三剂，至正月初二，利已止。

丁姓医到，看前诊诸君之方，无一不错，惟用山栀、连翘、桑叶、杏仁、蝉衣、芦根之属，谓此症极轻，服两剂，再邀复诊可也。病家亲戚辈，见此症面红目赤，舌绛而干，凉药最宜，心中反咎余用温热之药，口虽不言，而色见于面。余曰：既请丁君到此，不服其药，心必不甘，况丁君之言，津津有味，姑且煎好，服少些试之。先服一杯，便觉寒战，舌转白润，作哕不休，利下又甚。余即进以理中汤，哕止。病家仍不信余，再服丁药半杯，舌仍转润薄白，而呕又至。

余曰：虚阳上戴，假热无疑。

至初三夜，邵聿修先生到，诊之曰：舌干而绛，下血极多，血脱则气亦脱，若专服阳药，阴液何存，阳无所依，阴躁即见，岂能久持？斟酌一方，用归脾汤合黄土汤去黄芩，阴药少而阳药多，可保无妨。余亦以为然。邵先生即时返棹。照方煎服，病人云：觉背脊中寒凉，而药仍从大便流出。余曰：聿修先生为常昭两邑医生之冠，无出其右者，投剂无效，真束手无策。然既能纳温补，只能仍归温补，即进以鹿角、杜仲、枸杞、附、桂、党参、冬术、炙草、干姜、巴戟、红枣大剂。服三剂，利止，面红目赤仍不退，夜仍不寐。

至初六卯刻，猝然冷汗如浴，呃逆频频，连继不止，已见欲脱之象。余曰：难矣。按脉仍沉而不浮，汗出如冰，此时亦无可奈何。余即以附子三钱，别直参一两二钱，煎浓汁，作三次服，已刻服一次，不觉胀热，中刻服二次，汗稍收，呃亦减，亥刻服三次，尽剂。又另煎潞党参四两，终日饮之，至尽剂，汗收呃止，而能安寐，面目红色亦退，从此转机。后嗳气不休，是胃中新谷之气，与病之旧气相争，服仲景旋覆代赭汤十余剂而平。

此症舌干而黑，目赤面红，且兼血利，能专主温补，一日夜服别直参一两二钱，党参在四两，附子三钱者，幸病家能信余而不疑，而余亦能立定主见而不移，若一或游移，进以寒凉养阴之品，不死何待。虽雪深三尺，日夜踌躇，衣不解带者半月，亦劳而无功。此治病之所以当胸有成竹也。

【赏析】

此案例为阴斑泻血证。病证起始为热毒内伏，热伤血络，身现红斑。热壅胸膈，气行不畅，故胸胁胃脘痞满不舒，伴见呕逆。误用辛热大剂，助热成孽，血络受损，血从下溢，故大便见血，下血较多，阴血不足，四末失养，见手足拘急难以屈伸。正气不足，红斑见收，聚于大关节处。因见红斑便血，医者多给予清热凉血之品，但均未见效。

余氏审视患者，下利清谷，舌苔白腻，气随血脱，病属少阴，应当温补，此证因下血较多，阴不敛阳，虚阳上越，阴阳俱虚，首当回阳。余氏给予附子理中汤一剂，服后患者舌苔渐转干黄，渴而不欲饮，此为阳气渐回，阴寒内盛的表现，原方再服一剂，舌苔变黑，脉仍沉迟，面红目赤，夜不能寐。证为虚阳不能内敛，浮越于外之象，再服理中汤一剂，黑苔渐剥，舌质干绛，大便渐稀。此时，余氏认为阳气已回，需稍顾阴液，故原方加入阿胶和生地，服后下利又甚，舌苔转白，又增呃逆，由此可见，阴药勿用，仍用阳药。继用附子理中加肉桂、茯苓，三剂后下利已止。

患者阳气刚复，再次误服寒凉之品，便见寒战，舌白润，呃逆不止，下利又甚，余氏见状急予理中汤，呃逆停止，余氏确认此为真寒假热，虚阳上越之证。余氏认为只能温补，进以鹿角、杜仲、枸杞、附、桂、党参、冬术、炙草、干姜、巴戟、红枣大剂。三剂后，患者下利止，仍见面红目赤，夜不能寐，随后冷汗淋漓，呃逆不止，脉沉微，余氏急以附子、高丽参，煎浓汁分三次服用，另煎党参终日频频饮服，患者逐渐汗收，呃逆停止，面红减退，亦能安寐，从此渐好，留有嗳气不除，服用仲景旋覆代赭汤十余剂而愈。

理中汤由人参、干姜、白术、炙甘草组成，是温补中阳，温化寒湿的基本方，阳虚甚者加附子为附子理中汤，具有温补阳气，健运中焦脾胃之效。附子生用有回阳救逆之功，加人参益气养阴，可使危重病人起死回生。

旋覆代赭汤首载于《伤寒论》161条："伤寒发汗，若吐若下，解后心下痞硬，嗳气不除者，旋覆代赭汤主之。"此方药物组成有旋覆花、代赭石、人参、半夏、生姜、甘草、大枣。主治中阳虚寒，痰阻气逆，症见脘腹痞满，频频嗳气，或见呃逆，呕吐，舌苔白腻或厚腻等。本方有镇降逆气之功，又不伤虚损之中阳。

此案例告诫医者，一是辨清寒热真假，尤其患者的热象表现一定要分清是真热还是假热，不然会使病证加重；二是阴阳两虚证应先回阳，阳不回阴不内敛，滋阴过早会碍阳气恢复。

阴斑热陷

案　正不达表，阴斑热陷案

常熟大河镇道士王少堂。

六月初偕妻回里，十四日起寒热，遍体红疹满布。周姓医进以辛凉解肌之方，服后病增，至十七，病更剧。其岳母邀余诊之。脉极细而微，重按至骨，微见数象，神识颇清，遍体干燥，身无点汗，舌绛无津，而又不渴，言语轻微，躁不能寐，红斑密布无空隙之处。余思此乃正虚邪陷之阴斑也。余曰：初十晚到家，逐日所作何事，试一一述之。曰：十一至十三做法事，十四日忏事毕，结账后当夜即热。余曰：再去问之，初十有房事否？答言有之。

初十日酷暑，坐船数十里，外风袭表，暑热逼蒸，至夜欲后，气脉皆虚，热邪即乘虚内伏。加之十一至十三，身为法官，终日厚衣，汗出不止，汗多则外阳已虚，津液亦涸，腠理空豁。又高叫敕令，中气亦虚，热邪易入，故见寒热。又被寒凉之药遏其阳气，故内热虽甚，无阳气蒸动，无津液化汗出表。若再服寒凉，表阳愈虚，热陷更深，阴斑无疑矣。

用仲景桂枝汤加干姜、人参，重用甘草，服后再饮以米汤。余思汗多则阳弱阴伤，以桂枝汤和其表，以干姜合桂枝护其中阳，假甘草之多甘，合米饮之谷气，甘淡以助其胃津，得干姜之热，蒸动其胃津以上升，又赖桂枝之力推之出表，若得汗出，则中阳动而表阳和，内伏之邪亦可由外表而发。待其烦躁狂叫，或奔走越垣，方为佳兆。切不可与以凉药，恐火郁不能外达也。如服此药后，仍然不变，则难治矣。

服药后，明午果然神识渐狂，声高而起坐不安，渴已能饮。病家惊惶，饮以蔗浆一碗，依旧静卧，声微脉细。至二鼓，余至其家，问之。曰：今午渐狂，声高渴饮，不料服蔗汁后依然如故。余曰：正欲其阴症转阳，由里出表，阳回而烦，方为佳兆。又为寒凉所遏，事属周折。仍从原方加台参须服之。明午，又见烦躁能饮，以温水饮之，汗出脉起矣。再进以甘凉之品，生胃阴而泄热助汗，托之外出，汗透而神静安寐，脉亦转和缓，能思饮食。余曰：汗后肌润，脉和思食，正能胜邪，病有转机矣。阳回以养阴为要，进以生脉法，加甘凉咸寒之品，数剂而瘥。然症似少阴，究非伤寒可比，此是外邪内伏，无阳气阴液化汗以达表。所以读伤寒者，知有是病，即有是方，两言尽之矣。

【赏析】

此案例为突发阴斑热陷证，患者遍身满布红疹，皮肤干燥，全身无汗，神志清晰，语言低微，烦躁不得卧，舌绛无津，口不渴，脉沉微而细数。

病证初期遍身红疹，周氏医者给予辛凉解表方，服后病情加重，余氏四诊合参，并详细询问患者近期生活情况，分析此病乃返家当日正值酷暑，坐船长途奔波，风热袭表，入夜行房事，精气耗伤，肌表风热乘虚而入，邪热内伏伤津耗气，加之一连三日身着厚衣，汗出较多，气随津泄，而致在外表阳虚亏，在内津液大伤。近几日身为法官言语较多，中气受损，邪热随之内陷。周氏给予辛凉解表剂，更加伤阳损阴。阳虚不能透发肌表，邪热内陷，以致患者无汗，全身遍布红疹，烦躁不得卧。邪热内伏更加灼伤津液，故肌肤干燥，舌绛无津。邪热内陷，津气两伤，因此患者语言低微，脉沉微而细数。

根据上述分析，余氏断为阴斑热陷，故用仲景方桂枝汤加干姜和人参，护卫人体中阳，并重用甘草，并服米汤，以助人体生津，而津液得干姜之热可以鼓动上升，得桂枝之气可以达表，若得汗出则内伏之邪气可出矣，患者服药后果然汗出病愈。桂枝汤为《伤寒论》首方，方中有桂枝、芍药、炙甘草、生姜和大枣。方中桂枝配甘草辛甘化阳，芍药配甘草酸甘化阴，生姜和大枣辅助桂枝和芍药调理阴阳，滋补脾胃气血。此方有发汗解肌，调和营卫的功效作用，此外桂枝汤还有补益脾胃，调和阴阳的作用。此处用桂枝汤解肌发汗，调和肌表营卫，重用甘草并服米汤旨在滋补津液，加干姜可温补中阳，中阳振奋，蒸化胃中津液上升，助桂枝解肌发汗，以致伏邪从汗出而解，人参益气生津扶正助祛邪。服汤药后，由于阳气振奋，祛邪外出，患者可能会出现烦躁狂叫或奔跑疾走之象，切不可予寒凉药物，此为阴证转阳，阳气恢复与邪抗争的表现，此为好征兆。

服药后，二日中午患者果然神情狂躁，声高而坐卧不安，渴欲饮水，家人惊慌，急忙给予凉甘蔗汁一碗，患者服后，症状恢复如前，神疲嗜卧，声音低微，脉沉细。余氏二更时分至病家，见其状知其因后，以原方继服，并嘱咐禁忌，切莫多费周折。二日中午患者再次出现烦躁、口渴欲饮之状，给予温水服用后，汗出，脉逐渐有力。继以甘凉之品，之后汗出，神情安宁，安然入睡，脉渐缓和，食欲渐增，病证痊愈。

此案例告诫医者，一是阴虚内热之证切莫单用寒凉之药，否则会导致阴阳俱虚，邪热内伏，变生坏病；二是阴阳两虚证，应先回阳再滋阴，阳气回复才能蒸化津液上升而托伏邪于外。同时学习了桂枝汤加干姜、人参的应用，领略了桂枝汤的神奇之处，不愧为群方之首！

腹痛肝厥

案　腹痛肝厥，寒热错杂案

常熟西弄徐仲鸣幼女杏宝年八岁。

始以寒热腹痛痉厥，经某医以牛蒡、豆豉、枳实、槟榔等味，无效。又经一医以石斛、珠粉、钩藤、羚羊、石决等味，腹痛痉厥更甚，腹痛即厥而痉，痛平则痉厥亦止，一日夜三四十次，症已危险。黄昏邀余过诊，其脉细而微弦，舌心焦黑，舌边干白，目眶低陷，神倦音暗，两目少神，腹痛痉厥，时作时止，身无寒热。余细思热病痉厥，当神昏而腹不痛。若是寒厥，四肢厥冷，只有转筋而无痉。此乃腹痛痉厥并见，定是寒热阴阳杂乱于中。夫温病之厥，关乎手厥阴者，多宜寒凉。寒病之厥，关乎足厥阴者，多宜温凉并进。此症皆不离厥阴一经。先煎仲景乌梅丸三钱，连渣灌下，越一时即吐出白痰半碗，再服，又吐白痰半碗，再服再呕，约服药汁三分之二，而腹痛痉厥亦止，即能安寐。明日复诊，舌黑亦润，喜笑如常，惟腹中略痛而已。余即进以乌梅丸原法，再服小剂一剂，即饮食如常矣。

【赏析】

痉证以项背强直，口噤不开，甚则角弓反张为主症，病在筋脉，外感内伤均可致痉。厥证是以手足逆冷为主症的病症，导致厥证的原因很多，证型也各异，有寒厥、热厥、气厥、蛔厥、痰厥、水厥等。故治疗痉厥当仔细审证求因，辨证准确，选方精准，方可见效快。此病案中痉厥只是伴见症，主症为腹痛，时发时止，腹痛时痉厥并见，医者给以牛蒡、豆豉、枳实、槟榔清热泻实治疗无效，再以石斛、珠粉、钩藤、羚羊、石决等滋阴清热祛风，不仅无效，反而加重，说明药不对证。余氏认为若是热厥，应热盛神昏而无腹痛；若是寒厥，可能伴见手足挛急而不会致痉。而且热厥应当喜寒凉，寒厥应当喜温热，此证腹痛与痉厥并见，寒热不明，定为机体内寒热错杂，阴阳失衡，症见舌中焦黑，舌边干白。正邪交争，正气受损，症见神疲乏力、少气懒言、目眶低陷、两目少神，参见脉细而弦，定为厥阴寒热错杂证，故用乌梅丸。

乌梅丸出自《伤寒论》厥阴篇，主治蛔厥证。方中乌梅味酸，性平，主入肝、脾、胃经。重用乌梅，并用醋渍，更增其酸性，为安蛔止痛之主药。用苦寒之黄连、黄柏，以清上热；用辛热之细辛、干姜、附子、蜀椒，取其气辛以伏蛔，温以祛下寒；用人参、当归益气养血。乌梅丸酸苦辛甘并投，寒温攻补兼用，为清上温下，安蛔止痛之要方。亦可治寒热错杂，虚实互见之"久利"，实为厥阴病寒热错杂证之主方。服用乌梅丸后，患者数次吐寒痰半碗，此为中阳不足，痰浊内生。服药后，中阳恢复，祛邪外出。故吐痰后，患者腹痛痉厥即止，舌苔由燥变润，谈笑如常，安然入寐。

症犯厥阴

案　症犯厥阴，呕吐昏厥案

壬辰二月，余治常熟青龙巷口钱姓妇。

始因肝气寒热，他医进以破气消导发散，而致呕吐，气上冲心，由下焦上升，即昏厥不知人事，气平则醒。邀余诊之。余曰：呕吐气上冲则厥，此是风邪犯于足厥阴肝经，破气温中，俱无益也，当以乌梅丸三钱，煎化连渣服。服后呕吐即止，气冲亦平，再调以平肝降逆之剂，二三剂而瘥。大市桥孙姓妇，亦脘痛，气冲胸膈，则肢厥神昏，呕吐额汗。余以乌梅丸三钱煎化服之，气冲厥逆渐平，后服仲景黄连汤加吴萸，三剂即瘥。此二症皆春天少阳风热之邪，误服破气消导寒凉等品而入厥阴者，所以病入于里，徒事发表消导无益也。

【赏析】

厥阴属肝，肝主疏泄，调畅气机，参与脾胃运化机能。若邪入厥阴，一方面气郁化火犯胃而为上热，一方面肝气横逆伐脾而为下寒，此为厥阴的寒热错杂证。此处两则案例患者起初的肝气寒热证即为厥阴寒热错杂证，治疗此证当调畅肝气，清在上之热，温在下之寒，并宣通上下之阳气，使体内寒热调和，阴阳平衡，疾病乃欲。如医误以破气消导发散之剂，脾胃更失调和，胃失和降则有气上冲心胸，并见呕吐，甚则气逆上冲头窍而顿时昏厥，神不知人；脾主四肢，脾阳不足，四肢失温，故手足逆冷；胃热郁滞，逼迫津液上越，故但头汗出。余氏见状给以乌梅丸，煎汤润化，连渣同服，服后呕吐停止，气逆则平。

乌梅丸出自《伤寒论》厥阴篇，主治蛔厥证。方中乌梅味酸，性平，主入肝、脾、胃经。重用乌梅，并用醋渍，更增其酸性，为安蛔止痛之主药。用苦寒之黄连、黄柏，以清上热；用辛热之细辛、干姜、附子、蜀椒，取其气辛以伏蛔，温以祛下寒；用人参、当归益气养血。乌梅丸酸苦辛甘并投，寒温攻补兼用，为清上温下，安蛔止痛之要方。亦可治寒热错杂，虚实互见之"久利"，实为厥阴病寒热错杂证之主方。由此可见，乌梅丸正合上述案例之病机，故疗效显著。后用的黄连汤加吴茱萸作为善后调养，黄连汤亦出自《伤寒论》173条：伤寒胸中有热，胃中有邪气，腹中痛，欲呕吐者，黄连汤主之。此为治疗胃热脾寒的主治方，黄连汤中黄连清泻胃热，干姜温脾散寒，半夏降逆止呕，桂枝宣通上下阳气，使上下寒热调和，阴阳平衡，人参、大枣、甘草补益脾气，亦为寒温并用，攻补兼施之方。另加吴茱萸，重在暖肝散寒，降逆止呕，实为乌梅丸证后期调养之佳方。

厥阴伤寒

案 厥阴伤寒，太阳未尽案

常熟署刑席沈鲁翁之仆人某。

始因深冬受寒，猝然寒热身痛，某医与以消导发散药两剂后，即少腹气冲撞心，心中疼热，面红咽痛，夜间烦躁，呕吐痰涎黏腻，盈碗盈盆。据云已有六七日，腹痛上冲，即有欲厥之状。鲁翁邀余诊之，备述病情。余曰：厥阴伤寒无疑矣，无怪发表攻里俱罔效也。脉虽细弦，尚有微浮，兼有太阳未尽之表症。少腹气撞胸脘欲厥，呕吐黏涎甚多，心中疼热，咽痛面红烦躁，厥阴症已具，阳气被真寒外格。拟当归四逆汤加吴萸、生姜加味主之，立方当归三钱，桂枝钱半，白芍二钱，细辛四分，半夏二钱，姜川连四分，吴萸四分，炙草五分，通草一钱，大枣六枚，先煎化仲景乌梅丸三钱，连渣服下，以平肝安胃而止厥，再服前方汤药散其寒。照方服两剂，诸症悉减。再以仲景黄连汤法吞乌梅丸，加减出入三四剂，病去六七。后以小建中加参、椒、梅等加减，服十余剂而愈。此症若因咽痛、面红、烦躁而服清凉，必死。即浮泛不中病之方，亦难保全。柯氏云：有是病即有是方，洵不诬也。

【赏析】

凡脏之主血者，皆谓之阴，肝为藏血之脏，故称厥阴。人之一身，水以寒而主泄，血以温而主脏，血之所以常温者，水借血热而散为气，阴寒不加凌逼也。此病患因深冬受寒，深冬本阴寒重，又外感寒邪，故猝然寒热身痛，本应温散寒邪，前医却治以消导发散药，消导致里气虚，阴寒内踞，寒湿生痰涎，盈碗盈盆；发散致表气虚，孤阳外越，心中疼热，面红咽痛，夜间烦躁。脉细弦微浮，提示寒邪闭阻兼有表证未解，且有腹痛欲厥，提示阳虚四肢厥冷。里寒格拒邪热，故为内寒外热之证。由《伤寒论》厥阴病提纲证："厥阴之为病，消渴，气上撞心，心中疼热，饥而不欲食，食则吐蛔，下之利不止"，可知此病为厥阴伤寒，故发表攻里皆不效。《伤寒论》352 条："若其人内有久寒者，宜当归四逆加吴茱萸生姜汤"。可知内有久寒者当养血温经，暖肝温胃。乌梅丸为厥阴证之总方，先以乌梅丸温中散寒，平肝安胃，祛痰除湿；再投以当归四逆加吴茱萸生姜汤。相火寄于肝，经虽寒而脏不寒，故先厥者后必发热，手足愈冷，肝胆愈热，故云厥深热亦深也，此证为水分太过，血分不足，故方用当归补血，细辛、通草散寒行水，桂枝汤扶脾阳而温手足之厥，内有久寒，心下水气不免渗入于胃，易见呕逆，加吴茱萸降逆止呕，姜附不可妄投以劫血分。待寒邪已去，再以小建中汤温中补虚，调和气血。若是只见外热上热之象，以为阳热亢盛而投以清凉之剂，则危及性命。处以平和不切病机之方亦难以保全性命。此例告诉我们临床实践中应认真把握方证对应的思维，谨守病机，脉症合参。

痉 厥

案 阳伏阴阻，犯逆肝胆案

常熟百岁坊戴姓女凤凰，约十八九岁，在灵公殿前曾府为使女。

时正酷暑，饮井水两碗后觉胸中痞闷，明晨忽腹中气上冲痛，痛则痉厥，目珠上反，角弓反张，四肢抽搐，时厥时苏，一日夜五十余次。前医作热厥，服以凉药，昏痉抽搐更甚。因贫不能服药，束手待毙。余曰：药资余不吝，然生死不能保也。病家曰：生死由天，求君救之。余心恻然。即进以至宝丹一粒，苏合香丸一粒，研细，菖蒲汁调服。再用针刺风池两穴，期门两穴，虎口两穴，肺俞两穴。无效，而痉厥更甚。余细思终夜，恍然悟曰：热时饮冷，阳气内伏，阴寒阻格于上，阳欲升而不能，阴欲散而不得，阴阳之气，逆乱于中，犯脾胃则为吐泻，犯肝胆则为痉厥。仲景肝胆同体，每以温凉并用。昏厥痉者，皆阴阳之气逆乱于中者多，用药亦须温凉驳杂，方克有济。此症在厥阴之表，少阳之里，着笔当在厥阴、少阳二经，即拟桂枝一钱，羚羊二钱，干姜五分，川连四分，吴萸四分，钩藤三钱，木瓜二钱，天麻一钱，僵蚕三钱，竹沥一两，石决一两，姜汁五分。煎好缓缓服尽，气平痛止，即能安寐，痉厥抽搐俱平，后服调肝脾药二十余剂而痊。余贴药资三千余文，愈此危证，亦生平一快事也。

【赏析】

痉厥分为痉证、厥证。痉为四肢抽搐，颈项强直，角弓反张，两目上视，牙关紧闭。有虚有实，实则血热动风，虚则水不涵木，虚风内动。厥为阳气不相顺接，或虚或实，有昏厥，肢厥。《伤寒论》云："凡厥者，阴阳气不相顺接，便为厥。厥者，手足逆冷者是也。"此例患者病发夏月，夏季阳正开泄，忽饮冰冷井水，以致阴寒阻滞，寒湿并阻筋脉，阳气内伏，阳热结于胸膈。阳欲升而不能，故胸中痞闷，腹中气上冲痛，阴欲散而不得，寒湿搏结于经脉，故发痉厥，目珠上反，角弓反张，四肢抽搐。前医给予凉药症反加重。余氏初投以至宝丹、苏合香丸等清凉开窍镇静之剂，治之不效，后虑及阴阳之气，逆乱于中，犯于肝胆则为痉厥，仲景谓肝胆同体，治疗每以温凉并用。故改变思路，从厥阴、少阳入手。方中桂枝、吴萸辛温通阳，使阳气散入肌理而外泄，羚羊角、石决明、天麻、钩藤、僵蚕平肝潜阳，镇惊息风，木瓜平肝舒筋，和胃化湿，黄连苦寒，上清胸中之热，干姜辛温，下散胃中之寒，二者合用，辛开苦降，寒热并投，上下并治，阴阳升降复常。全方以平肝潜阳息风，温中散寒佐以清热之品，疗效卓越，再以调和肝脾之药以善其后。本案例提示我们痉厥之症亦有寒热错杂，外寒内热之证，临床不可拘泥热厥、寒厥，当从阴阳逆乱，肝胆功能失调考虑。

食 厥

案 食滞胸中，阴阳痞隔案

常熟星桥石姓妪。

晨食油条一支，麻团一枚，猝然脘中绞痛如刀刺，肢厥脉伏，汗冷神昏。余诊之曰：食阻贲门，不得入胃，阴阳之气，阻隔不通，清阳不能上升，浊阴不能下降，故挥霍撩乱，窒塞于中。宜用吐法，以通其阳。用生莱菔子三钱，藜芦一钱，橘红一钱，炒盐五分，煎之，饮后以鸡羽探喉吐之，再以炒盐汤饮之。吐二三次，痛止肢温，厥回汗收。惟恶心一夜，干呕不已。余曰：多呕胃气上逆，不能下降，以乌梅丸三钱煎化服之即平。后服橘半六君子三四剂而愈。夫初食之厥，以吐为近路，其阳可通，若以枳实、槟榔等消食攻下，其气更秘，危矣。

【赏析】

食厥，厥证之一。暴饮暴食而致昏厥。见《赤水玄珠·厥证门》："其证醉饱之后，或感风寒，或着恼怒，忽然厥逆昏迷，口不能言，肢不能举。因食滞胸中，阴阳痞隔，升降不通所致。不可误作中风，而用祛风散气之剂，重伤胃气。宜煎姜盐汤探吐其食，后以平胃散、茯苓、白术、麦芽、半夏之类调理。"《明医杂著·风门》："食厥者，过于饮食，胃气不能运行，故昏冒也，用六君子加木香。"本例患者晨起进食不易消化之物，而致食滞胃肠，阴阳不相顺接，气机逆乱，窒塞于中。气滞不通则脘中绞痛，阳气郁遏不达于四肢则肢厥脉伏。秽浊之气中阻，气机闭塞，上下不通，治宜因势利导，涌而吐之，以复其阴阳升降之常。方中选用生莱菔子，《本草纲目》曰："莱菔子之功，长于利气。生能升，熟能降，升则吐风痰，散风寒，发疮疹；降则定痰喘咳嗽，调下痢后重，止内痛，皆是利气之效。"藜芦有催吐祛痰之功。以盐汤探吐，《神农本草经》曾言"大盐，令人吐。"《金匮要略》亦有盐汤吐法，以盐一升，水三升，煮令盐消，分三服。治贪食，食多不消，心腹坚满痛，服后当吐出食，便瘥。得吐则效，但过度呕吐易致胃气上逆，故出现恶心干呕，继以乌梅丸清上温下，以平胃气。最后以橘半六君子汤健脾益气收功。汗、吐、下为中医常用的祛邪疗法，注重因势利导，初病食厥，病位偏上，故以涌吐通其食滞最速。若以枳实、槟榔等消食攻下，舍近求远，则气机逆乱更显，病情危笃。对吐法之应用，必须体质壮健，正气未衰者宜之，且中病即止。

气 厥

案　肝郁气秘，痰阻灵窍案和气逆而厥，探吐疏达案

常熟大东门陶姓妪。

暮年伤子，肝气久郁，又因有一人抵赖其子赊出之账，两相执持，陶姓妪猝然跌倒，气息全无。急邀余诊，脉来沉伏，目上反，口鼻之间，呼吸气息全无，手足厥冷，其势已危。余曰：此乃肝郁气秘，痰阻灵窍，药不得入，惟用至宝丹、苏合香丸各一粒，用竹沥、姜汁、菖蒲汁、藜芦煎汁一杯，将诸汁和入灌之，以鸡羽三四支探喉，吐出白腻痰甚多，气息稍通。片刻后，又气息全无，再饮再探再吐。如是五七次，痰虽多而气仍不转。余疲甚。直至五更，气渐转而能呼吸，天明已能言语，咽痛三四日，调理而愈。余思木郁则达之，吐即达之意也，如此症不用吐法去其痰通其阳而能救者，吾不信也。又有百岁坊朱姓妪，因口角动怒，猝然昏厥不语，脉伏肢冷，呼吸不通，余即用炒盐汤，用鸡羽探吐，一哭即醒，醒则大哭不止，此郁极则发之也，如天地郁极，则雷霆奋发之义。余见肝厥、食厥、气厥等症，唯有吐为最速耳。所以吐之一法，不可弃而不用也。

【赏析】

气厥乃厥证之一，气机怫郁上逆所致。《素问·生气通天论》曰："阳气者，大怒则形气绝，而血苑于上使人薄厥。"肝为将军之官，在志为怒，主疏泄，喜条达而恶抑郁。案例中患者因子伤而肝气久郁不疏，气郁日久则生痰，又与人相争，气怒于上，痰随气血上逆而阻遏灵窍，故突发昏倒，气息全无，气机郁滞不达四末则手足厥冷。《内经》云："其高者，因而越之。"余氏考虑患者气逆痰阻清窍，病位在上，应速用发越、涌吐的方法治疗。故选择开窍醒神之品以涌吐剂灌入，并以鸡羽探喉取吐，以顺其疏发之意。方中石菖蒲为芳香开窍之品，辟秽恶而利清阳，化湿浊而开心窍，入心透脑，为开窍之要药，尤以鲜品入药为佳。

藜芦功能吐风痰，杀虫毒，《本草图经》描述藜芦："大吐上膈风涎，暗风痫病。"竹沥清热滑痰，镇惊利窍。加姜汁在催吐的同时起到和养胃气的作用，诸药合用气畅痰消则病自复。案例二亦因气逆而厥，以探吐之法以顺其疏达之意。患者吐后大哭不已，因其情志郁极，故舒发之时动若雷霆。余氏认为肝厥、气厥、食厥以吐法疏达气机，取效甚速。吐法如果运用得好，具有起沉疴、愈重病的神奇效果。但吐法毕竟是一种违背人体正常生理规律的一种权宜之计，对人体的胃气和元气都有一定的损伤，张仲景在《伤寒论》中提出"凡用吐汤，中病便止，不必尽剂也"。吐后尤需注意及时调理脾胃，顾护正气。

肝阳吐血

案　肝火犯胃，气随血脱案

常熟大东门外，吾友谢荫庭。

辛卯六月间，忽大吐血，每日约有碗余，半月不止。某医进以犀角地黄汤，加羚羊角、山栀、生地、石斛大凉之剂，罔效。半月以来，已有气随血脱之状。饮以井水亦不止。是夕三鼓，邀余诊之。脉来沉细，目暝声低，言语轻微，肢冷汗冷，面红烦躁，欲寐不能寐。余曰：事急矣。气随血脱，阳随阴脱，速宜引阳入阴，引气纳肾。先将陈酒十斤煮热，浸其两足两时许，再以生附子钱半，元寸五厘。蓖麻子肉七粒，捣如泥，贴左足心涌泉穴，立方以中生地一两、玄参四钱、麦冬四钱、蒲黄炭二钱、阿胶四钱、生龟甲一两、石斛六钱、生牡蛎一两、生石决一两、怀牛膝二钱、茜草炭二钱，煎好，再以鲜柏叶、鲜荷叶捣烂绞汁，入童便一茶杯，或秋石[1]一钱化水同冲，一气尽服之，血即止。后服沙参、麦冬、梨、藕、石斛甘凉养胃，数剂而愈。其友问余曰：前医进犀角、羚羊角、生地、石斛等，可谓寒矣，何以半月不能止其血，今方服之即止，何也？余曰：实火宜凉，虚火宜补，此乃肝阳挟龙雷之火上腾。况吐血已多，阳随阴脱，下焦之阳，不安其位。方书云：在上者当导之使下，陈酒、附子是也。咸可下引，介可潜阳，童便、阿胶、龟甲、牡蛎、石决是也。甘凉泄热存阴，生地、麦冬、玄参、石斛是也。清血络，引血归经而止血，鲜柏叶、荷叶汁是也。若专服寒凉，是沸油中泼水，激之使怒，岂能望其潜降乎？

【注释】

[1] 秋石：为人中白和食盐的加工品，古代亦有用人尿、秋露水和石膏等加工制成。又名秋丹石、秋冰、淡秋石、秋石丹。咸寒，无毒。功能：滋阴降火，止血消瘀。主治虚劳羸瘦、骨蒸劳热、咳嗽、咳血、咽喉肿痛、遗精等症。

【赏析】

中医吐血之证，多由肝火犯胃、胃热壅盛、脾虚失摄或胃络瘀阻等导致血不循经，溢于脉外而成。临证需分辨虚实。实证多由于热（胃热及肝火），虚证多属于脾气虚弱。案例中患者为肝火上犯损伤胃络，迫血上行致吐血。《素问·举痛论》云："怒则气逆，甚则呕血飧泄。"肝气为邪，每多侮土，常致脾胃受伤及营血失守等证。患者脉来沉细，目瞑声低，言语轻微，肢冷汗冷，面红烦躁，欲寐不能寐，为气随血脱，阳随阴脱，下焦真阳失阴血之制约，致虚火上炎，此乃虚实并见之证。《景岳全书》云："盖有形之血不能即生，无形之气所当急固，但使气不尽脱，则命犹可保，血渐可生。"前医进犀角、羚羊角、生地、石斛等专事寒凉之剂而不效，即是妄顾了上越之虚阳。余氏云：犹如沸油中泼水。余氏治之急以陈酒、附子外用，引火归元，引气下行；继之口服龟甲、牡蛎、石决明等介类药滋阴潜阳，生地、麦冬、玄参、石斛等甘凉药泄热存阴，并以鲜柏叶，荷叶汁清血络，引血归经而止血。童便是滋阴降火妙品，治血证要药。《景岳全书》："吐血不能止者，惟饮童便最效。"秋石乃人童便煎熬法炼制而成，秋石可以多用，童便不宜多吞也。《先醒斋医学广笔记·吐血》提出了著名的治吐血三要法，强调了行血、补肝、降气在治疗吐血中的重要作用。本医案充分体现了治疗吐血诸法的主次先后，用药或宜专用，或宜相兼。

胆汁不清

案　胆汁不清，肝火上炎案

浙江某大令彻夜不寐，已有年余，就诊孟河马省三[1]前辈，用黄连八分，猪胆汁一钱，拌炒山栀三钱，煎服，当夜即寐。大令曰：余服药近二百剂，安神养血，毫无效验，何以一剂而能平年余之疾乎？省三曰：此因受惊，胆汁上泛而浑，少阳之火上升不潜，故不寐也。当用极苦之药降之，使胆汁清澄。故取黄连之极苦，降上僭之阳，取山栀清肝胆之热，以胆汁炒之者，欲使其直入胆中也。胆热清，则胆汁亦清，其理甚明，并非奇异。大令曰：疾果因受惊而起，夜与友手谈，梁上鼠忽跌落在盘，子散满地，散局而卧，即不成寐，先生真神医也。前辈医道，岂后学所能望其项背乎？此症丁坦庵先生亲目见之，今特志之。

【注释】

[1] 马省三：清代江苏武进孟河名医。本姓蒋，学医于马氏，就从师姓，以医闻名于当时。

【赏析】

不寐《内经》称为"不得卧""目不瞑"，并提出了阴阳不和的理论，即阳不入阴。明·张景岳的《景岳全书》将不寐病证分为虚实二证："不寐证虽病有不一，然惟知邪正二字，则尽之矣。盖寐本乎阴，神其主也，神安则寐，神不安则不寐，其所以不安者，一由邪气之扰，一由营气之不足耳。有邪者多实证，无邪者皆虚证。"明代李中梓结合自己的临床经验，对不寐的病因提出："不寐之故，大约有五：一曰气虚；一曰阴虚；一曰痰滞；一曰水停；一曰胃不和。大端虽五，虚实寒热，互有不齐，神而明之，存乎其人耳。"本案患者因受惊而致脏腑气血功能紊乱，胆汁不清，肝火上炎，扰动心神故不寐，此乃内邪滞逆之扰也，而非气血亏虚之弊，故患者既往服百余剂安神养血剂不效。有邪而不寐者，去其邪而神自安。火热之邪必宜凉，医者治之药仅三味，黄连味苦性寒，功能清热燥湿，泻火解毒。《药性论》云："黄连镇肝去热毒。"《珍珠囊》云："黄连泻心火，心下痞。"栀子泻火除烦，清热利尿，凉血解毒，朱震亨描述栀子"泻三焦火，清胃脘血，治热厥心痛，解热郁，行结气"。用猪胆汁炒栀子加强清胆热、泻肝火之功，并引诸药直达病所，如此火降胆清神安，寤寐自常。临床实践辨其证，审其因，方可切中病机。

热极似寒

案 胃热上沸，热迫下注案

夫热极似寒之症，最难辨别。余诊同乡赵惠甫先生之孙卓士，是年九月间，忽起呕泻，邀余诊之，进以芳香理气，淡以分泄。至明日，舌苔白而转红，脉滞而转滑，呕吐已止，再进以辛凉甘淡，存阴泄热。至黄昏忽然发狂，持刀杀人。至明日，阖家无策。余曰：热透于外，非泻不可。即进以三黄石膏法，黄连三钱，黄芩五钱，黄柏三钱，大黄二两，石膏二两，栀子五钱，淡豆豉五钱，煎浓汁两大碗。余曰：多备而少饮，缓缓作数次服之。服一杯，即泻稀粪，又服一杯，又泻稀粪，连服四杯，连泻四次，神识稍倦，狂躁略减，药已尽过半矣。扶之使睡，呓语不休，如痴如狂。即进以存阴清热之剂，生牡蛎四两，玄参二两，麦冬二两，细生地二两，金石斛二两，鲜竹心一两，石膏二两，竹沥二两，鲜沙参四两，大剂灌之，即能安寐。明日醒，仍呓语，神识或浑或清。后每日服竹叶石膏汤一剂，西洋参钱半，麦冬五钱，石膏一两，鲜竹叶四钱，姜半夏钱半，生甘草一钱，知母三钱，粳米二两。此方共服二十余剂，而神气亦清，呓语亦止。此症共服石膏二十余两而愈。病由呕泻而起，《内经》云：热迫下注则为泻，胃热上沸则为吐。所以呕泻一症，亦有热秘呕泻，不可不防也。壬寅年之吐泻，有服凉药冷水而愈者。治病贵看症用药，不可拘于成见。如时邪之吐泻，泥于仲景之三阴症，用四逆、理中等法，其误事尚堪设想乎。

【赏析】

患者病发九月，为夏末秋初，暑湿未尽，突发吐泻，本为胃热上沸，热迫下注，此时当清热燥湿，余氏治以芳香理气淡渗利湿之品，此类药物味多辛温。盖湿以淡渗而消，暑热以辛温而化火，内脏有所停蓄，故患者呕吐止，苔转红，脉转滑。后进以辛凉甘淡之品，养阴清热，但热势不解，肠胃积滞不化，浊热上蒙神窍而发狂。《伤寒论》云："下利，脉反滑者，当有所去，下乃愈。"余氏治以三黄石膏法，方中黄连、黄芩、黄柏苦寒泄热，石膏量大生用，透表解肌，宣发郁热。《长沙药解》云："石膏清心肺，治烦躁，泄郁热，止燥渴，治热狂，火嗽，收热汗，消热痰。"大黄量大生用，泻热毒，破积滞。《医学衷中参西录》云："大黄之力虽猛，然有病则病当之，恒有多用不妨者。是以治癫狂其脉实者，可用至二两，盖用药以胜病为准，不如此则不能胜病，不得不放胆多用也。"豆豉解肌表，栀子降里热。服用方法为少量频服，以防泻下太过而伤正。药后患者呓语不休，如痴如狂，此时肠胃积滞已除，余热未清，阴津有损，故治以滋阴清热药，症状再减。患者余热未清，气津两伤，余氏最后以竹叶石膏汤清热生津，益气和胃而收功。呕泻以寒湿中阻多见，但亦有热秘呕泻。非仲景三阴症之吐泻需温中回阳救逆，而要驱邪泻热，临床不可拘泥成见，当审证求因，辨证施治。

热深厥深

案1 阳极似阴，热极似寒案

常熟大东门庞家弄颜姓，因失业后室如悬磬，有病不能服药。延六七日，邀余诊之。脉沉如无，四肢厥冷，无汗，神识昏蒙，呓语撮空，遍体如冰，惟舌底绛而焦黑，干燥无津。余曰：此乃热深厥深，阳极似阴，热极似寒也。当时即进以银花露一斤，再进以大剂白虎汤加犀角、生地、人中黄。煎好，调服至宝丹、紫雪丹，罔效。明日再饮以银花露二斤，仍服原方，犀角八分，生地一两，石膏八钱，知母二钱，生草一钱，人中黄二钱，粳米汤代水，调至宝丹一粒，紫雪丹五分。服两剂，如故。余思既是热深厥深，有此两剂，亦当厥回，如果看错，寒厥服此两剂，无有不死，何以不变不动，正令人不解。至明日复诊，神识已清，肢体皆温，汗出淋漓。问其母曰：昨日服何药？曰：昨日服黄霉天所积冷水五大碗，即时汗出厥回，神清疹透。余曰：何以能知服凉水可以回厥？其母曰：昔时先伯为医，每晚谈及是年热症大行，服白虎、鲜石斛、鲜生地等往往不效，甚至服雪水方解。吾见先生服以银花露三斤，大剂凉药二剂，如果不对，宜即死，今无变动者，必系病重药轻，吾故斗胆以黄霉水饮之，谅可无虞，谁知竟即时转机。噫，余给药资数千，不若其母黄霉水数碗也。孔子曰：学然后知不足，洵至言也。

【赏析】

张仲景曾云："凡厥者，阴阳气不相顺接便为厥。厥者，手足逆冷者是也。"阴阳之气按规律相互顺接，如环无端，此为阴阳相平；阴阳相平，生机盎然，不冷不热；阴阳不平，生机受挫，发热发冷；四肢为人体的末端，当阴阳气不相顺接时，四肢末端即出现厥冷的症状。厥证有寒厥亦有热厥。本案患者发病六七日，脉沉如无，四肢厥冷，无汗，神识昏蒙，呓语撮空，遍体如冰，初看似一派寒邪内盛之象，惟舌底绛而焦黑，干燥无津。舌绛红苔焦黑，质干燥无津，此乃里热炽盛，耗灼津液的热极津枯之象。《伤寒论》云："伤寒一二日至四五日厥者，必发微，前热者后必厥，厥深者热亦深，厥微者热亦微。"内热越甚，外寒越重，内外不通也。阳气被遏，邪气内闭，不能温达四末，故四肢厥冷，遍体如冰。此为热深厥深，阳极似阴之证。开外清内，实为正治。余氏先投以单味金银花，《神农本草经》载："金银花性寒味甘，具有清热解毒、凉血化瘀之功效。"继投以大剂白虎汤合犀角地黄清散内伏之邪热，并送服至宝丹、紫雪丹。至宝丹具有化浊开窍，清热解毒之功，《温病条辨》云："此方荟萃各种灵异，皆能补心体，通心用，除邪秽，解热结，共成拨乱反正之功。"紫雪丹清热解毒，镇痉息风，主治热邪炽盛，内陷心包，伤及津液之证。连用两日却不效，病情亦无加重。家人以为药已对症，但病重药轻，故予大量性寒凉的黄霉水饮之，患者竟汗出厥回神清。

案2 暑热入里，耗伤阴津案

治病之道，失之毫厘，谬以千里。余在师处，正值小暑之时，见一陈姓三岁儿，共母孀居，子系遗腹，偶有腹痛，不甚。请屠姓医治之，以为虫痛，书花椒、干姜、乌梅、吴萸、雷丸等。其母偕儿在药肆中买药，置小儿于地，儿将腹贴地，覆面而卧。余见之曰：此孩暑热入里，腹中热甚。其母不以为意。不料此儿服药后，即四肢面额俱寒冷，目睛上反，无汗，不啼不哭，脉伏气绝。其母哭之甚哀。他人曰：费兰泉先生看过否？其母曰：未也。即抱至吾师处，余代诊之。脉伏肢冷，遍体如冰，目反气绝，惟胸中尚热，牙关紧闭。余不能解，告吾师曰：昨见此孩覆地而卧，屠先生服热药，不料今日变症如此。吾师再三细视曰：满目红丝，目珠上反，白珠属肺，火刑金也。瞳神属肾，目珠反白，肾阴竭也。此乃热深厥深之症。因西瓜尚早，若有西瓜，犹可一救。旁一人曰：戴姓庄房西席，有昨在常州带来西瓜。吾师即付钱二百，请其觅得西瓜一枚，即绞汁，将牙关撬开，频频灌入。约两时许，灌下瓜汁一碗，即进以人参白虎汤，西洋参三钱，生石膏八钱，知母二钱，生甘草一钱，粳米一两，麦冬三钱，五味子四分。曰：服西瓜汁后，可少缓进药。服后至四更，小儿始醒，啼哭数声，又厥。

明晨仍抱至寓中，余诊其脉仍伏，目珠生翳，瞳神色白，惟四肢稍温，肌肤微热。吾师细看之，谓其母曰：再服两剂，可保无妨。即将前方去石膏，加鲜石斛一两，细生地五钱，玄参三钱。服二剂，即厥回体和，瞳神转黑，饮乳如常矣。余问师曰：何以目白无光，断其不死？师曰：五脏六腑之津液，被热劫尽，精气不能上输于目，而无光矣。投以辛凉，火郁发之，佐以甘寒，保其津液胃汁，以五味子之酸，收其元神，故津液可复，精气上承，其目亦自明矣。

【赏析】

中医治病之道，必详审病因，谨守病机，稍有偏颇即会造成重大失误。本案陈姓患儿，于夏月病发腹痛，且喜以腹贴地而舒，本为暑热入里，腹中热甚，此时理当清热祛暑。屠姓医没有细审患儿征象，误以为脏寒虫积腹痛，给予乌梅丸化裁温脏驱虫治疗，造成患儿突生变症，出现脉伏肢冷，遍体如冰，目反气绝，惟胸中尚热，牙关紧闭。余师费兰泉先生细审患儿虽外现一派寒象，但满目红丝，目珠上反。白珠属肺，现满目红丝为火热刑金。瞳神属肾，目珠反白为肾阴枯竭，故判定患儿为热深厥深之症，盖因暑热在里，又误用热药致阳气被邪热阻抑，不能外达肌表，兼之热邪耗伤阴津。费兰泉先生先投以西瓜汁频频灌之，《随息居饮食谱》说西瓜："甘寒，清肺胃，解暑热，除烦止渴。"《本草逢原》则说它："引心包之热从小肠、膀胱下泄，能解太阳、阳明中暍及热病大渴，故有'天生白虎汤'之称。"后进以人参白虎汤清热、益气、生津。方中石膏辛寒散表热，知母苦寒清里热。人参益气生津液，《医学衷中参西录》云："人参补气之药，非滋阴之药，而加于白虎汤中，实能于邪火炽盛之时立复其阴，此中盖有化合之妙也。"津液内烁，故以甘草、粳米甘平益胃生津。患儿初服药效不显，但费兰泉先生察之虽脉仍伏，目珠生翳，瞳神色白，但四肢稍温，肌肤微热，故嘱继原方去石膏，加石斛、生地、玄参，加强滋阴增液的作用。患儿服二剂，内热清，津液复，即厥回体和，瞳神转黑，饮乳如常矣。

案3　痢疾日久，阴液不足案

吾师曰：不但此症，昔有小儿痢疾一年，他医专以枳、朴、槟榔、曲、楂等消导攻积，后痢久两目青盲，瞳神色白，以异功散、参苓白术散调理收功，后目光渐复，已二十余年，惟光线稍短耳。余至琴川张泾桥庙，有两儿，一七岁，一十三，痢已半年，两目青盲，瞳神色白，眼闭不能开，瘦削内热，眼科施以阴药，均不效。余曰：治痢为先，痢止则目亦可明。投以四君子，以党参换太子参、北沙参，加石斛、山药、莲子、红枣等，服二十余剂，兼服参苓白术散末，每日三四钱，匝月痢止。阴虚内热不清，服六味地黄丸，日久两目白而转黑，其光散而复收。治病必求其本，洵夫。

【赏析】

余师费兰泉先生曾治疗一例因久痢致两目青盲的小儿。痢疾初起，元气壮实者，可以疏通积滞。痢疾日久不愈，多伤及气血，此因湿热之邪化燥化火伤及阴液，加之医者用香燥调气、消导积滞之剂，耗伤阴液，故患儿肝血失养而两目青盲，肾阴耗伤则瞳神色白。费兰泉先生没有继用消导剂，也没有妄投固涩剂，而是治以异功散健脾益气补中，脾胃健运，则气血生化有源，参苓白术散补中气，渗湿浊，行气滞，则诸症自除。

琴川张泾桥庙，有两儿，下痢已半年，出现两目青盲，瞳神色白，眼闭不能开，此因脾胃虚弱，痢疾日久不止，气血生化不足，久痢阴伤，故患儿瘦削内热。眼科单施以阴药养肝目，而未顾及脾胃虚弱之下痢，自然不效。余氏遵循治病必求其本的原则，以治痢为先，投以四君子汤。四君子汤以补气为主，为治脾胃气虚的基础方，《太平惠民和剂局方》云："荣卫气虚，脏腑怯弱，心腹胀满，全不思食，肠鸣泄泻，呕哕吐逆，大宜服之。"以党参换太子参、北沙参，加强益气养阴之功。加服参苓白术散末，参苓白术散健脾益气兼有渗湿止泻之功，李东垣曰："脾胃虚则百病生，调理中州，其首务也。脾悦甘，故用人参、甘草、苡仁；土喜燥，故用白术、茯苓；脾喜香，故用砂仁；心生脾，故用莲肉益心；土恶水，故用山药治肾；桔梗入肺，能升能降。所以通天气于地道，而无痞塞之忧也。"如此治疗一月，患儿脾气健运，湿邪得去，则泻痢自止。要想青盲得愈，除了气血充裕，还需肝阴得养，肾阴得复，故余氏再予六味地黄丸三阴同补，即补肾阴、补肝阴、补脾阴。阴津足，肝肾得养，两目能视。《古今医统大全》治病必求其本论："将以施其疗疾之法，当以穷其受病之源。"

呕泻虚痞

案　太阴脾虚，浊阴蟠踞案

常熟大步道巷余姓，年五十余。

素嗜洋烟，时正酷暑，忽呕泻交作。邀余诊之，进以胃苓汤加藿香、半夏。明日呕泻均止，脉静身凉，毫无所苦，惟神倦好寐，脘中坚硬，按之作痛拒按。病家以为病愈。余曰：病入阴脏，微见干哕，即进大剂附子理中汤加生姜之法，党参五钱，白术二钱，干姜一钱，附子八分，炙草五分，姜汁冲服。一剂，觉脘中稍舒，再服一剂，而哕亦止，脘中已舒。吾友问曰：脘中拒按，何以反进参、术，实所未解。余曰：吸烟之人，素体本弱，又经大吐大泻，断无食滞内停，其脘中坚硬者，乃中虚浊阴蟠踞，虚痞于上也。霍乱之后，太阴必虚，法用理中，吐者加生姜，腹满加附子，腹痛加人参，故轻用术而加附子、人参、生姜，脾阳气充足，浊阴自散，哕可止而痞满自除。断无大吐大泻之后，而有实结胸者。

【赏析】

虚痞，指无物无滞的痞证。由饮食伤中，劳倦过度，或脏腑阴阳亏损，气机斡旋无力所致。其症似觉胀闷又不甚胀闷，不知饥食。《景岳全书·痞满》云："痞者，痞塞不开之谓；满者，胀满不行之谓，盖满则近胀，而痞则不必胀也。所以痞满一证，大有疑辨，则在虚实二字。""凡有邪有滞而痞者，实痞也；无物无滞而痞者，虚痞也。有胀有痛而满者，实满也；无胀无痛而满者，虚满也。"本案患者年老且嗜烟多年，素体本虚，忽遇酷暑呕泻，急则治标，余氏治以胃苓汤加藿香、半夏祛湿和胃，利水止泻。呕泻止，脉静身凉，但余疲乏多眠，脘腹坚硬，按之作痛拒按，并干哕。此时切勿以脘硬作痛拒按而误判为实痞，盖因患者素体本弱，又经大吐大泻，断无食滞内停，其脘中坚硬，乃太阴脾虚，浊阴蟠踞，虚痞是也。张景岳提出治痞："实痞实满者，可散可消也；虚痞虚满者，非大加温补不可，此而错用，多致误人。"凡实证之痞满，如气机郁滞，食积中阻，湿浊内郁，痰饮停积等，治疗当以行气开郁，消食导滞，化痰逐饮，或除湿化浊等法，务使气机通畅，郁结得开。虚证之痞满多因脾胃气虚，中阳不足，温运无力所致，治疗遵循"虚则补之"原则，当以补益脾胃，温中助阳为要。本案虚痞，余氏以大剂温药附子理中汤加生姜治之，理中汤温中补虚，附子温阳散寒，加生姜温中止呕，诸药合用则浊邪自消，脾阳得复，呕泻痞满自除。

结 胸

案 热结于内，壅滞气机案

泰兴太平洲王姓妇。

始而发热不甚，脉来浮数，舌苔薄白。因其初热，投以二陈、苏叶等，其舌即红而燥。改投川贝、桑叶等，其舌又白。吾师兰泉[1]见其舌质易变，曰：此症大有变端。使其另请高明。王姓以为病无所苦，起居如常，谅无大患。后延一屠姓医诊之，以为气血两虚，即服补中益气两三剂，愈服愈危，至六七剂，即奄奄一息，脉伏气绝。时正酷暑，已备入木。吾师曰：王氏与吾世交，何忍袖手，即往视之，见病人仰卧正寝，梳头换衣，备入木矣。吾师偕余细看，面不变色，目睛上反，唇色尚红，其形似未至死。后将薄纸一张，盖其口鼻，又不见鼓动，气息已绝，按脉亦绝。吾师左右踌躇曰：未有面色不变，手足尚温而死者。后再按其足上太冲、太溪，其脉尚存。曰：未有见足脉尚存，而手脉已绝者，必另有别情。即将其衣解开，按其脘中，石硬而板，重力按之，见病人眉间皮肉微动，似有痛苦之状。吾师曰：得矣，此乃大结胸症也。非水非痰，是补药与热邪搏结而成，医书所未载也。即书大黄一两，厚朴三钱，枳实三钱，莱菔子一两，芒硝三钱，瓜蒌皮一两，先煎枳、朴、莱、蒌，后纳大黄，滤汁，再纳芒硝，滤清，将病人牙关撬开，用竹箸两只插入齿中，将药汁渐渐灌入，自午至戌，方能尽剂。至四更时，病人已有气息，至天明，稍能言语，忽觉腹中大痛。吾师曰：病至少腹矣，当服原方，再半剂，腹大痛不堪，下燥矢三十余枚，而痛即止。后调以甘凉养胃。因胃气不旺，病家又邀屠姓医诊之曰：被苦寒伤胃，即进以姜、附等温补之品，又鼻衄如注。仍邀吾师诊之。曰：吾虽不能起死回生，治之转机，亦大不易，尔何听信他人乎？即婉言谢之而去。嗟乎，有功受谤，亦医家之恨事耳。

【赏析】

《伤寒论》对结胸证的认识，依据邪气的性质及邪结部位不同，有寒实、热实及大、小结胸之分。其中大结胸证辨为热邪内陷与水气结于胸膈，邪正相搏，壅滞气机不利，主要表现"心下痛，按之石硬"。患者病初起发热不甚，脉来浮数，"浮者为风""数者为热"，外感风热之邪，余师投以二陈、苏叶等温宣之品，生燥热而伤津，出现舌红而燥。后又改投川贝、桑叶等清凉之品，其舌又白，热邪稍减而未尽去，但病者起居如常，以为病无大患，故未遵余师所言。后屠姓医辨为气血两虚，以温补之品益气血，患者愈服愈危，奄奄一息，脉伏气绝。余师观患者面不变色，目睛上反，唇色尚红，手足尚温，其形似未至死。考虑此为大结胸证之变局，非水非痰，是补药与热邪搏结，闭结于下，壅滞气机不利，故虽气息手脉已绝，但足脉尚存。脘中石硬而板，按之则痛，实邪在里，法当下之。

《伤寒论》曰："伤寒六七日，结胸热实，脉沉而紧，心下痛，按之石硬者，大陷胸汤主之。"此例为大结胸证之变局，故余师急以大陷胸汤加减施治。神农本草云"大黄荡涤肠胃，推陈致新""硝石能治胃胀闭，涤去蓄积饮食"。方中大黄苦寒以泄实去热，芒硝咸寒以润燥软坚，厚朴苦温以去痞，枳实苦寒以泄满，瓜蒌开胸以散结，莱菔子消食除胀。因患者无痰浊壅膈之弊，故不用甘遂。余师以硝黄等将军之药攻坚破阵，终救病患于危难。患者病起风热，又生燥热伤津，后因误用温补而致变证坏证，虽已救治及时而转危为安，但温燥伤胃不能速愈，故余师调以甘凉养胃，徐徐图之。但患者又误信屠姓医投姜、附等温补之品而致血热妄行，鼻衄如注。本医案警示我们：结胸证不仅病情严重，而且极易"突变"而恶化，随时间延长而病情加重。病情在不同阶段，治疗的难易程度和预后迥然不同，应"详审证因""把握治疗时机"，不可在邪未尽时妄投补剂。结胸证的药物治疗应把握"度"的问题，做到"中病即止"，不可因有效就一味大剂量、长时间用某种药。如仲景所言："取下为效""得快利，止后服"。

黄 疸

案　寒湿阴黄，热微湿存案

　　阴阳黄疸，虽云难分，然细心辨之，最易分别。阴黄色淡黄而泛青，脉细肢倦，口淡舌白，小溲虽黄，而色不甚赤。阳黄如橘子色，脉实身热，舌底稍绛，苔腻黄厚，汗黄溲赤。虽诸疸皆从湿热始，久则皆变为寒湿，阴黄亦热去湿存，阳微之意也。惟女劳疸治法看法俱异耳。又有肝气郁则脾土受制，肝火与脾湿，为热为疸，又非茵陈、姜、附、栀子、大黄可治，此又在调理法中矣。

　　余同窗邹端生患黄疸日久，孟河诸前辈，始从湿热治之，进以黄柏、茵陈、四苓之类，不效。余适有事至孟河，诊之，脉细，色淡黄而青，舌白口淡，进以姜、附、茵陈、五苓合香燥之品，数剂而愈。此余未习医之时也。后有茶室伙，黄疸三年，亦以前法服三十剂而愈。

　　有肝郁黄疸，忽然呕吐发热，遍体酸痛，热退则面目俱黄，此宜从疏肝理气，利湿健脾自愈，又不可用温热也。又有脾虚气弱，面目淡黄，用参、苓、白术等，服十余剂自愈。

　　夫黄疸之症，始则湿热，而湿为阴邪，最易化寒，湿家又最忌发汗。余治黄疸数百人，用大黄、栀子者，百中仅有一二，用苦温淡渗芳香之品，虽误无妨。余每见误服栀、黄，即恶心泄泻而胃愈，若误汗，即见气促汗多，因而偾事者多矣。治黄疸症，如欲汗欲下，当千斟万酌，方可一施耳。

【赏析】

　　《素问·平人气象论》："溺黄赤，安卧者，……目黄者曰黄疸。"《灵枢·论疾诊尺》："身痛而色微黄，齿垢黄，爪甲上黄，黄疸也。"元代《卫生宝鉴》根据本症的性质，概括为阳证和阴证两大类，明确指出湿从热化为阳黄，湿从寒化为阴黄。《景岳全书·杂证谟》："阳黄证因湿多成热，热则生黄，此即所谓湿热证也。"《景岳全书·黄疸》："凡病黄疸而绝无阳证阳脉者，便是阴黄。"阳黄由湿热蕴蒸肝胆，胆热液泄，外渗肌肤，下流膀胱，而致一身面目及小便尽黄。症见发热烦渴，身目黄色鲜明如橘子色，小便色深如浓茶，伴食欲减退或恶心呕吐、大便不畅、腹胀胁痛、舌质红、苔黄腻、脉弦数等。阴黄由寒湿所致，起病缓，病程长，黄色晦暗如烟熏、脘闷腹胀、畏寒神疲、口淡不渴、舌淡白、苔白腻、脉濡缓或沉迟，一般病情缠绵，不易速愈。《伤寒杂病论》将黄疸分为黄疸、谷疸、酒疸、女劳疸、黑疸五种。除以虚劳为主的女劳疸外，黄疸初期主要表现为湿热之象，病久迁延转为阴黄。阴黄热象已消，寒湿停滞，为阳衰不化之症。黄疸常见还有肝郁黄疸：表现为突然呕吐发热，遍身酸痛，热退则面目俱黄，治宜舒肝理气，健脾利湿。以脾虚为主的黄疸：面目淡黄，用益气健脾之剂治愈，故治疗黄疸不可拘于湿热、寒湿，当根据病史、病程观其脉症，随症治之。

本案患者黄疸日久，色淡黄而青、舌白口淡、脉细，此为寒湿阴黄，热去湿存，阳微之意也。孟河诸医却以湿热论治，方药用黄柏、茵陈、猪苓、茯苓、泽泻、白术，故不效。《伤寒杂病论》曾云："伤寒发汗已，身目为黄，所以然者，寒湿在里不解故也，不可以下之，于寒湿中求之。"余氏详审脉症，细心辨之为阴黄之象，继承仲景"于寒湿中求之"学术思想，处以干姜、附子、五苓散合香燥之品，温阳健脾利湿，脾阳健运，寒湿自除，黄疸自愈。后余氏又用温阳健脾利湿法治愈患黄疸三年之久的茶室伙计。余氏针对病因，切中病机，自然效佳。

宋医家韩祗和《伤寒微旨论·阴黄证篇》云："黄疸一证古今皆作为阳证，治之投以大黄、栀子、柏皮、黄连、茵陈之类，亦未尝得十全。"黄疸之症始发湿热居多，而湿为阴邪，日久容易化寒，故临证所见之黄疸阴黄亦不少见。余氏治黄疸数百人，用大黄、栀子者，百中仅有一二，用苦温淡渗芳香之品居多，虽稍有失误亦不会出现变证、坏证。若误以为湿热黄疸，投以栀子、大黄之剂易伤脾胃阳气，致脾失升清，胃失降浊，出现恶心呕吐，泄泻等症。寒湿不可发汗，误汗后，伤及人体阳气和阴液，致阳虚不能固表。故治疗黄疸时当慎重使用发汗、攻下祛邪之法。

脾 泄

案 脾虚泄泻，食疗取效案

昭文广文杨镜翁云：其兄脾泄便溏日久，服药无效。后有医传一方，云以山芋一个，约半斤，用黄土调烂包好，置灶内煨熟，去泥去皮食之，每日一个。依法行之，约食三四月，而脾气已健，大便亦坚。余思山芋一物，色黄而味甘淡，气香，黄属土，甘入脾，淡去湿，以土包之，以土助土也，以火煨之，以火生土也。此等平淡之方而去疾者，妙在空灵，直在有意无意之间耳。为医立方，能到如此平淡，亦不易耳。

【赏析】

脾泄，又名脾泻，是泄泻以发病脏腑分类之一，还有胃泄、大肠泄、肾泄等。指饮食或寒湿伤脾，引致脾虚泄泻。《素问·至真要大论》云："太阴之胜，湿化乃见，善注泄。"《难经·五十七难》云："脾泄者，腹胀满，泄注，食即呕吐逆。"湿侵于脾，脾失健运，不能渗化，致阑门不能泌别清浊，水谷并入大肠而成泄泻矣。朱丹溪提出泄泻治法："治湿不利小便，非其治也。故凡泄泻之药，多用淡渗之剂利之。"患者便溏日久，脾虚更甚，难以耐受淡渗利湿、收敛固涩之剂，故药石难效。中医学很早就认识到食物不仅能营养，而且还能疗疾祛病。本案患者脾虚气弱，医者以中医取象比类思维，取色黄味甘淡之食疗常用食材山芋治之。山芋又名红薯、地瓜，《本草纲目拾遗》记载红薯有"补虚乏、益气力、健脾胃、强肾阴"的功效，使人"长寿少疾"。还能补中、和血、暖胃、肥五脏等。山芋色黄属土，味甘入脾，淡渗利湿，以土包之，取土助脾土故也。以火煨之，既有火生土之意，又有散寒湿之寓。医者智圆机活，虽以平淡食疗之法可愈顽疾也。

湿聚便血

案　脾虚湿胜，气血失固案

常熟旱北门李姓妇，始以泄泻鲜红血，顾姓医进以白头翁汤，服后洞泻不止，纯血无度。邀余诊之，脉沉欲绝，冷汗淋漓，舌灰润，色如烟煤，肢冷畏热，欲饮不能饮，言语或蒙或清。余曰：下痢纯血，议白头翁汤，亦未尝不是。然厥阴下痢纯血，身必发热。太阴湿聚下痢纯血，身必发寒。太阴为至阴湿土，非温燥不宜，兼之淡以渗湿为是，拟胃苓汤加楂炭、炒黑干姜。一剂，尚未回阳，而神识稍清。再进白术二钱，猪苓二钱，赤苓二钱，炒薏仁四钱，楂炭三钱，泽泻二钱，桂枝一钱，炮姜五分，藿香一钱，蔻仁五分，荷叶蒂三枚，姜、枣。服之泄泻已止，痢血亦停，渐渐肢温汗收，神识亦清。后将原方更改服二三剂而愈。此症本不甚重，此方亦不甚奇，若拘于方书，误用寒凉，难免呃逆、虚痞、呕哕、汗冷、肢逆，恶候丛生，往往不救。甚矣，辨症之难也。

【赏析】

本案为女性患者，最初是以大便泻下鲜红血就诊，余氏虽未记述起病初期的其他兼症，而据前医误用寒凉的白头翁汤后所出现的病情加重这一点可以推断出，起病初期的证候并非单纯热证。而白头翁汤却是集苦寒清热解毒药于一方的清热剂，正如余氏在本案中所述："此症本不甚重，此方亦不甚奇，若拘于方书，误用寒凉，难免呃逆、虚痞、呕哕、汗冷、肢逆，恶候丛生，往往不救。"或许在本病初起阶段，前医若不拘泥"泄泻鲜红血"这一主症，恐怕不会出现"洞泻不止，纯血无度"的后果，由此引出作者发出"辨症之难也"的感慨。

继而转诊至余氏处，余氏则详细地描述了患者即刻的脉症情况，其中"脉沉欲绝，冷汗淋漓，舌灰润，色如烟煤""言语或蒙或清"等症状显然是误用寒凉后病情加重的表现，余氏以"厥阴下痢纯血，身必发热；太阴湿聚下痢纯血，身必发寒"一句作为厥阴下痢和太阴下痢的鉴别方法，于是结合刻下症辨出本案患者是由太阴湿聚引起的下痢纯血，同时给出了治法与方药。

胃苓汤出自《丹溪心法》，原方共九味药（甘草、茯苓、苍术、陈皮、白术、官桂、泽泻、猪苓、厚朴），主治脾虚湿胜，致成黄疸，或大便泄泻，小便清涩，不烦不渴。该方是平胃散与五苓散的合方。原方所描述的主治症虽中没有下痢一症，然本案患者的下痢病机却与胃苓汤方证病机相同，故而余氏选择胃苓汤为主方进行加减治疗，加入楂炭取其活血行血之意，干姜取其热既善祛寒，其辛又善开瘀。二诊方重在利湿温阳，活血止痢。

从疗效可以看出余氏辨证之准确、用药之精当，两次用药始终以健脾利湿为大法，方中血分药虽用不多，然皆为点睛之药，配伍他药共奏温中行血、止血之功。如荷叶蒂一药，在《本草拾遗》中记载荷叶蒂的功效："主安胎、去恶血、留好血、血痢，煮服之。"

便血伤脾

案 脾土虚极，气血下注案

吾友邹培之，便血三年，脾土极虚，面浮足肿，色黄，胃气索然，精神极疲。稍服清剂则泻，稍服补剂则胀，稍服清利则口燥舌干，用药难于措手。丁雨亭先生曰：每日用黄土一斤，清河水五六碗，煎沸澄清，候冷去黄土，将此水煎茶煮粥。依法试行一月，脾土稍旺，饮食稍增，便血亦减。再服二三月，诸羔大减，浮肿俱退。后服健脾养血化湿等剂数十剂而愈。余问曰：黄土一味，此方出于何书？丁雨亭先生曰：仲景黄土汤治便血，重用黄土为君药。土生万物，脾土一败，诸药不能克化，取黄土色黄而味淡甘，以土助土，味甘入脾，色黄入脾，味淡渗湿，湿去则脾健，脾健则清升，此乃补脾于无形之中，勿以平淡而忽之，盖平淡中自有神奇耳。

【赏析】

本案与其说是一个医案，倒不如说是示后学者临证施治之规范。"稍服清剂则泻，稍服补剂则胀，稍服清利则口燥舌干"一句，既言脾土虚弱之人的用药需慎重，因稍有不慎就会出现各种变证；又引发读者去思考，既然脾土极虚之人补不得、清不得、利不得，"用药难于措手"，那么如何用法用药呢？医案中丁雨亭先生用清河水煎黄土，候冷澄清后煎茶煮粥服用数月，目的只有一个：就是健运脾土。此法灵感源于仲景黄土汤，待脾土恢复大半、诸症大减、浮肿俱退后，才又服健脾养血化湿等剂。正如吴鞠通所言："治内伤如相，坐镇从容，神机默运，无功可言，无德可见，而人登寿域。"

病有标本，治有先后，这是《内经》中的重要理论，为后世医家所遵从。纵观该医案，整个治疗过程井然有序，更重要的是余氏通过这样的一个医案示人以法，告诫后人对于脾虚的治疗关键在于脾虚的程度，若脾土极虚，则不宜用参、芪、术等，因"参术之品，有碍寒湿之行"，用先甘缓淡渗之法，待脾气健、湿气散、升降复，而后再行健脾摄血、利湿益气养血等法以调理之。

也许这个医案在有的医家看来，可能有更快捷的治法和用方，但这并不影响本案在治疗脾虚方面给我们的方法和警示，特别是"此乃补脾于无形之中，勿以平淡而忽之，盖平淡中自有神奇耳"一句，与老子所说"道之所出，淡乎其无味"意境相同。中医治病，往往就是平淡之中显神奇！

不食不便

案 阴阳互结，胃肠枯涩案

太仓沙头镇陈厚卿，为人俭朴笃实，足不出户，身体肥胖。是年秋，觉神疲肢倦，胃纳渐减，平昔可食饭三碗，逐渐减至碗许。延医治之，进以胃苓汤、平胃散、香、砂、枳、术之类。后邀支塘邵丰修先生，以为胸痹，进薤白、瓜蒌等，不效。后又延直塘任雨人先生，进以参、苓、白术等，亦无效。四十余日未得更衣，二十余日未食，脉见歇止。雨人曰：病久脉见结代，五日内当危。举家惊惶。吾友胡少田，即厚卿妹丈也，邀余去诊之。余见病人毫无所苦，惟脉三息一止，四息一止，而不食不便。余曰：人之欲死，其身中阳气，必有一条去路，或气促大汗，或下痢不休，或神昏陷塌。今病人一无所苦，五日之危，余实不解。脉之结代，以鄙见论之，系服燥药淡渗之品太多，肠胃枯涩，二十余日未食，四十余日未便，无谷气以生血脉，血脉干涩，不能流利，故脉见结代也。未必竟为死证。余立一方以附子理中合建中法，通阳布阴，滑利肠胃，党参五钱，於术四钱，炙草一钱，干姜八分，附子四分，桂枝五分，当归四钱，白芍三钱，淡苁蓉五钱，枸杞子四钱，饴糖五钱，红枣五枚，鹿角霜五钱。旁人见方哗然曰：此方非食三碗饭者，不能服此药。且四十余日未大便，火气热结，再服桂、姜、附，是益其燥也。余曰：因其不能食，自然要服补药；因其大便不通，自然要服热药；如能食饭，本不要服补药；能大便，本不要服热药，药所以治病也。岂有能食能便之人，而妄服药者乎？人皆以余为妄言。余曰：余在此候其服药，如有差失，自任其咎，与他人何涉？众始不言。照方服后，稍能食稀粥。旁人曰：昨日之方太险，宜略改轻。余诺之，将原方桂枝易肉桂，鹿角霜易毛角片，党参换老山别直参。众人阅方曰：不但不改轻，且反改重。七言八语，余甚厌之。曰：延医治病，其权在医，旁人何得多言掣肘。又服两剂，再送半硫丸二钱，已觉腹痛，大便稀水淋漓，三日夜共下僵硬燥屎四十余节，每节二三寸，以参附汤助之，大便之后，服归脾汤而愈。后旁人问余曰：大便既四十余日未更，而服如此热药，反能通者，何也？余曰：人之大便不通，如河道之舟不行。气不畅者，如舟之无风，当服以理气药。如河中水涸，舟不得行，当进以养血润肠药。如河中草秽堆积，当服以攻积导滞药。如有坝碍阻塞，当服以软坚攻下药。此症乃河中冰冻不解，不能行舟，若不服以温药，使暴日当空，春回寒谷，东风解冻，其舟断不能通。阴结之症，非温药安能奏效。若云大便不通，即服攻下之品，此人人能为之，延医何为哉？

【赏析】

整个医案体现出《素问·阴阳别论》中"谨熟阴阳，无与众谋"之深意。作为一名合格的中医大夫，对阴阳的把握是必不可少的，它决定了思维的深度和广度。《素问·至真要大论》："帝曰：何为逆从？岐伯曰：逆者正治，从者反治，从少从多，观其事也。帝曰：反治何谓？岐伯曰：热因寒用，寒因热用，塞因塞用，通因通用。必伏起所主，而先其所因。其始则同，其终则异。可使破积，可使溃坚，可使气和，可使必已。"不得不佩服古人的智慧，早就将理论阐明，只是"众人"执迷不悟而已。"谨熟阴阳，无与众谋"是古人穿过千年的岁月，给我们留下的忠告。

《伤寒论·平脉法第二》："脉有阳结、阴结者，何以别之？"师曰："其脉浮而数，能食而不大便者，此为实，名曰阳结也，期十七日当剧。其脉沉而迟，不能食，身体重，大便反硬，名阴结也，期十四日当剧。"这就是阴阳之辨。《内经》指出，遇到这种情况应该明辨阴阳，采用反治之法，而仲景则具体到临床中将其视为阴结。因而，面对"四十余日未得更衣，二十余日未食，脉见歇止"之证，余氏坚定地认为，"脉之结代，系服燥药淡渗之品太多，肠胃枯涩，二十余日未食，四十余日未便，无谷气以生血脉，血脉干涩，不能流利，故脉见结代也。"面对众人的质疑，"余在此候其服药，如有差失，自任其咎，与他人何涉？"坚定负责，"谨熟阴阳"，力排众议。采用"附子理中合建中法，通阳布阴，滑利肠胃"。一剂见效后，加重药量，再服两剂，送半硫丸，并以参附汤助之，温阳通便，待燥屎出后，以归脾汤收功。

等大功告成，余氏亲自解开谜团，"人之大便不通，如河道之舟不行。气不畅者，如舟之无风，当服以理气药。如河中水涸，舟不得行，当进以养血润肠药。如河中草秽堆积，当服以攻积导滞药。如有坝碍阻塞，当服以软坚攻下药。此症乃河中冰冻不解，不能行舟，若不服以温药，使暴日当空，春回寒谷，东风解冻，其舟断不能通。阴结之症，非温药安能奏效。"也正应了《谢映庐·便秘门·脾阳不运》中之言，"治大便不通，仅用大黄、巴霜之药，奚难之有？但攻法颇多，古人有通气之法，有逐血之法，有疏风润燥之法，有流行肺气之法，气虚多汗，则有补中益气之法；阴气凝结，则有开冰开冻之法；且有导法、熨法。无往而非通也，岂仅大黄、巴霜哉？"。

大便秘结

案 清阳不升，浊阴不降案

常熟西门虹桥叶姓妇，正月间血崩，经蔡润甫先生服以参、芪等补剂，血崩止。余于二月间到琴，邀余诊之。胸腹不舒，胃呆纳减，余以异功散加香砂、香附等进之，胸膈已舒，胃气亦苏，饮食如常矣。有四十余日未得更衣，是日肛中猝然大痛如刀刺，三日呼号不绝，精神困顿。有某医生谓生脏毒、肛痈之类，恐大肠内溃。后邀余诊，余曰：燥屎下迫，肛小而不得出，即进枸杞子、苁蓉、当归、麻仁、柏子仁、党参、陈酒、白蜜之类大剂饮之。明晨出燥屎三枚，痛势稍减。后两日肛中大痛，汗冷肢厥，势更危险。他医以为肛中溃裂。余曰：如果肛中溃裂，何以不下脓血？经曰：清阳出上窍，浊阴出下窍。此乃清气与浊气团聚于下，直肠填实，燥屎迫于肛门，不得出也。当升其清气，使清阳之气上升，则肠中之气可以舒展，而津液可以下布。蜜煎、胆汁虽润，亦不能使上焦津液布于下焦，进以大剂补中益气汤加苁蓉、杞子。煎浓汁两碗服之，又下巨粪如臂，并燥屎甚多，肛中痛已霍然。后服参苓白术散十余剂而愈。

【赏析】

从正月间蔡润甫先生以参、芪等补剂止血崩；到余氏以异功散加香砂、香附等治疗胸腹不舒，胃呆纳减，脾胃功能恢复，但温燥药用得偏多以致肠中干燥；到进枸杞子、苁蓉、当归、麻仁、柏子仁、党参、陈酒、白蜜之类而出燥屎三枚；到以大剂补中益气汤加苁蓉、杞子，煎浓汁两碗而尽下燥屎；到服参苓白术散十余剂善后，正符合了《伤寒论》16 条"观其脉证，知犯何逆，随证治之"。临床大夫，要知常达变，根据病情的变化而选取合适的治疗方法。

《素问·玉机真脏论》："脉盛，皮热，腹胀，前后不通，闷瞀，此为五实""身汗得后利，则实者活"。病人"四十余日未得更衣，是日肛中猝然大痛如刀刺，三日呼号不绝，精神困顿"正是"五实"中的"前后不通"，而"后两日肛中大痛，汗冷肢厥"经过余氏大剂补中益气汤加减治疗后"下巨粪如臂"又应验了"身汗得后利，实者活"。

整个医案中，最精彩的部分要数余氏的评论了。因不下脓血而直接否定他医肛中溃血之论，并据《素问·阴阳应象大论》中"清阳出上窍，浊阴出下窍"的理论而升清降浊采取大剂补中益气汤加减。关于气机的升降出入，《素问·六微旨大论》："出入废则神机化灭；升降息则气立孤危。故非出入，则无以生长壮老已；非升降，则无以生长化收藏"以及《素问·五常政大论》："根于中者，命曰神机，神去则机息；根于外者，命曰气立，气止则化绝"。内在气机的升降（气立）维持着外在人体正常的生命活动（神机）。清气不升，浊气不降，气立孤危，人体正常的生命活动怎能维持？因而升清降浊，因而补中益气，再合适不过了。佐以肉苁蓉补阳以使"清阳出上窍"，枸杞子滋阴以使"浊阴出下窍"，而肉苁蓉亦可润肠通便。

病久伤及脾胃，故以参苓白术散来善后。

小便癃闭

案1　肝气郁结，气滞不化案

常熟大河镇李姓妇，孀居有年，年四十余。素体丰肥，前为争产事，以致成讼，郁怒伤肝，后即少腹膨胀，左侧更甚，小便三日不通。某医进以五苓、导赤等法，俱无效，就余寓诊。余曰：此乃肝气郁结，气滞不化，厥阴之脉绕于阴器，系于廷孔[1]，专于利水无益，疏肝理气，自然可通。立方用川楝子三钱，青皮二钱，广木香五分，香附二钱，郁金二钱，橘皮钱半，官桂五分，葱管三尺，浓汁送下通关丸三钱，一剂即通。明日来寓，更方而去。所以治病先求法外之法，不利其水而水自通，专于利水而水不行，此中自有精义存焉，非浅学所能领略也。

【注释】

[1] 廷孔：指女子阴道口，有督脉联系于此。亦称庭孔。《素问·骨空论》："督脉者，起于少腹以下骨中央，女子入系廷孔。"张志聪注："廷孔，阴户也。溺口之端，阴内之产门也。此言督脉起于少腹之内，故举女子之产户以明之。"

【赏析】

癃闭是以小便量少，点滴而出，甚则小便闭塞不通为主症的一种疾患。其中又以小便不利，点滴而短少，病势较缓者称为"癃"；以小便闭塞，点滴不通，病势较急者称为"闭"。

病人因讼而郁怒伤肝致少腹膨胀，左侧更为严重。《素问·刺禁论》："肝生于左"。肝体阴而用阳，肝体居右，肝用在左，病人郁怒伤肝，而左侧病更重。

《素问·至真要大论》："知其要者，一言而终，不知其要，流散无穷。"利水是治疗小便不通的常用治则，但治病的关键在于病机，即同病异治，证不同而治不同，故"不利其水而水自通，专于利水而水不行"。《灵枢·经脉》篇指出

"肝足厥阴之脉……是主肝所生病者……遗溺，闭癃"，而清代李用粹在《证治汇补·癃闭》也归纳出："有肝经忿怒，气闭不通者"，并提出了"有气滞不通，水道因而闭塞者，顺气为急"的治法。余氏针对肝气郁结之病机，采用疏肝理气之法。川楝子、青皮、香附、郁金归肝经，疏肝解郁；广木香、橘皮理气调中；官桂、葱管温经通阳，助阳化气行水。肾主水液而司二便，故用通关丸（知母、黄柏、肉桂），滋肾通关，加强行水之力，一剂而通。

《素问·著至教论》指出："诵而未能解，解而未能别，别而未能明，明而未能彰，足以治群僚，不足治猴王"，与余氏所言"此中自有精义存焉，非浅学所能领略也"精旨相同，值得深刻领会。学医是一个循序渐进的过程，慢慢深入，方能登堂入室，得其要领。

案2　肾阳虚损，气化失司案

常熟西乡大市桥宗福湖小便不通，延医治之，不外五苓、导赤、通草、滑石之类，无效。已十三日未能小便，少腹高硬作痛，汗出气促，少腹按之石硬。余进通关法，加地黄，重用肉桂，一剂而通。溲仍未畅，少腹两旁仍硬，脐下中间三指阔已软。余曰：此阳气未得运化也。进以济生肾气汤大剂，少腹以葱姜水熏洗，三日溲畅如前。《内经》云：膀胱为州都之官，气化则能出矣。若专于利水，而不挟以温药，则愈利愈塞矣。

【赏析】

病人"少腹按之石硬"，而进服清热利尿之药无用，初可判定病非热、非实而闭，案中虽未记述患者的其他症状，即无明显的寒象，但据前医用药可初步判断病人阳气已被药伤。《素问·灵兰秘典论》中云："膀胱者，州都之官，气化则能出矣"，肾与膀胱相表里，无论中西医来讲，在水液代谢方面都起着至关重要的作用。因而，余氏从其常，采用通关法，加地黄阴中求阳，而重用肉桂是为了"气化"而设，意在恢复膀胱之气化功能。一剂而通，意味着膀胱的功能在逐渐恢复。随后一方面内服大剂济生肾气汤温肾助阳，目的在追本溯源。因膀胱的气化功能实则是肾主气化的功能之延续，膀胱的气化功能受损，肾主气化的功能必然会受到影响。另一方面外用葱姜水熏洗少腹是针对阳气未得运化而致少腹两旁仍硬而设，旨在辛温散寒以通阳。如此急症，三五日病愈，可见余氏用药之谨慎，辨证之准确。正是"胆欲大而心欲小，智欲圆而行欲方"的典范。

张景岳在《景岳全书·癃闭》中提到"今凡病气虚而闭者必以真阳下竭，元海无根，水火不交，阴阳否隔，所以气自气而气不化水，水自水而水蓄不行。气不化水则水腑枯竭者有之，水蓄不行则浸渍腐败者有之。气既不能化，而欲强为通利，果能行乎？阴中已无阳，而再用苦寒之剂能无甚乎？"，将其中之理说得愈加清晰。他还提出"当辨其脏气之寒热。若素无内热之气者，必是阳虚无疑也，或病未至甚。须常用左归、右归、六味、八味等汤丸，或壮水以分清，或益火以化气，随宜用之，自可渐杜其原"，与余氏的辨证论治异曲同工。

"若专于利水，而不挟以温药，则愈利愈塞矣"一语使我想起《大医精诚》中之言："今以至精至微之事，求之于至粗至浅之思，岂不殆哉？若盈而益之，虚而损之，通而彻之，塞而壅之，寒而冷之，热而温之，是重加其疾而望其生，吾见其死矣。故医方卜筮，艺能之难精者也"，学医之路漫长无边，须静下心来，望闻问切，辨证论治，"博极医源，精勤不倦"，方能学有所成。

《内经》云："魄门亦为五脏使"，其实体内水液的代谢何尝不是受到多个脏腑之役使，五脏六腑之中任何一脏一腑出现问题，都势必会影响到水液的代谢，而水液的代谢中，小便的正常与否，无疑是重中之重，这样无形之中就为临床辨证增加了难度。上述两则医案均为小便癃闭，一则从肝气郁滞论治，一则从肾阳虚衰论治，一方面体现了余氏辨证之准确，用方之灵活；另一方面，通过对两则医案的学习使后学者对文中"膀胱为州都之官，气化则能出矣"一句，有了更深层次的理解和感悟。膀胱的气化功能不仅仅和其相表里之肾相关，与其他脏腑的关系亦十分密切。如膀胱气化有赖于三焦气化的协调，《血证论·脏腑病机论》中说："小便虽出于膀胱，而实则肺为水之上源，上源清，则下源自清。脾为水之堤防，堤防利，则水道利"，说明脾肺功能影响着膀胱气化及排尿功能。除此之外，肝的疏泄功能亦会影响一身之气的升降运动，继而迁延至膀胱，导致气化失司。

遗　精

案　气虚失摄，精关不固案

老吴市陆少云，遗精三四日一次，已有三年，养阴固摄俱罔效。余诊之，脉细肢倦，神疲形寒。曰：初起之遗，在相火不静。日久之遗，在气虚不固。而龙骨、牡蛎之固摄，但能固其精，未能固其气，治其病当固其气于无形之中。进以韭菜子二钱，杞子二钱，菟丝子三钱，党参三钱，於术二钱，鹿角霜五钱，桑螵蛸三钱，黄芪三钱，仙灵脾钱半，巴戟肉二钱，炙草一钱，红枣五枚，煨姜两片。服三剂，觉身体轻健，四肢渐温，胃气亦旺。服至十剂，则遗精已止矣。

【赏析】

遗精是指因脾肾亏虚，精关不固，或火旺湿热扰动精室所致的以不因性生活而精液频繁遗泄为临床特征的病证。在此病例中虽未详细阐述其病因和其他伴随症状，但从其脉象和整体状态上，再结合其病程上可见一斑。久病累及脾肾，脾阳不振，升清不足，故神疲肢倦。《金匮要略》中："夫失精家少腹弦急，阴头寒，目眩，发落，脉极虚芤迟，为清谷亡血，失精，脉得诸动微紧，男子亡血，女子梦交，桂枝加龙骨牡蛎汤主之。"余氏不用此方者，大抵因此人已遗精三年，精液亏虚，肾气虚弱，固摄无权，用龙骨、牡蛎虽能固其精，但其身之肾气不足以封藏肾精，也只能谓作"治标"，气不固，则病不治矣，气旺则精能自摄。久患失精之人，由于经常梦遗滑泄，精液耗损太过，阴虚及阳，下焦虚寒，不能温煦内脏及经脉，故可出现形寒肢冷。失精家为常遗精之人，可为几日、几月。

"初起之遗，在相火不静。日久之遗，在气虚不固。"此从遗精的新久来分虚实，亦暴病多实，久病多虚之意。初起之遗，多清心火、泻相火、安神定志。日久之遗，多补脾肾之气。在尤怡的《金匮要略心典》中也讲到"精失而虚其气也"。病已至此，阴阳气血皆不足，在治疗上应当平补阴阳，补肾健脾，益精填髓。故余氏用温补肝肾，益精填髓的韭菜子、菟丝子、桑螵蛸、仙灵脾，加桑螵蛸取其固涩肾精之功，再加治虚劳精亏的要药枸杞子、"南国人参"之称的巴戟肉用以补助肾阳。本方中用鹿角霜五钱，鹿角霜为血肉有情之品，生阳气，补精髓，有"雪中送炭"之意。方中还配伍补中益气，健脾益肺的党参和白术，补气健脾升阳的黄芪。《临证指南》中提到"精之藏虽在肾，而精之主宰在心"，在方中加入了炙甘草和红枣，炙甘草补养心气，和中缓急，大枣甘温质滋，益气和中，使该方疗效更上一层楼。在此病例中，气血阴阳都有亏损，单纯补气、补血、补阴、补阳等方法很难奏效，唯有从调补肾、肝、心、脾胃等多脏腑入手，重建中气入手，方能奏效，自觉身体轻健，四肢渐温，胃气亦旺。

纵观全方，余氏用补肾健脾养心之法治愈了长达三年之遗精，尤其重视人体是一个整体，不可单纯补肾，从疗效可看出余氏辨证之缜密，用药之精当。

男子阴吹

案　湿浊痞塞，腹气不通案

女子阴吹，《金匮》治以发膏煎，即猪膏，乱发也。此因胃气下泄，阴吹而正喧，乃谷气之实也，故将此膏导之。此证《金匮》载在妇人杂病门。不料此证男子亦有之。孟河有一男，前阴茎中溺孔有气出，如转矢气而有声，两年余亦无所苦。前辈张景和先生诊之曰：男子阴吹无需药，候猪行屠户杀猪时，去毛之后用刀刮下之皮垢，即名猪肤，将水漂净，曝干，将阴阳瓦用炭煅灰存性，研细，以陈酒每服三钱，三四服即瘥。此方亦发膏煎所蜕化也。今之用猪肤者直用猪皮，误矣，其实肤外之垢也。

【赏析】

《金匮要略》中云："胃气下泄，阴吹而正喧，此谷气之实也，猪膏发煎导之。"阴吹是指阴中时有排出如矢气之状，甚至带有响声，在男性则表现为阴茎空中有出气感，溺时有气从溺孔排出，尿中有气泡的疾病。多因脾运不健，湿浊痞塞中焦，或肠胃燥热，腹气不通逼走前阴，或因痰湿停聚引起。猪膏发煎主治胃肠燥热之候，胃肠燥结，不荣肌肤，若致腹气不畅，浊气下泄，干及前阴，可致阴吹，用猪膏发煎润肠通便，清除胃肠燥热，令浊气下泄归于肠道，则阴吹除。"肤是革外之薄皮，革是肤内之浓皮。然则猪肤者，猪之外肤也。"将猪肤用水漂净，曝干，阴阳瓦（阴阳瓦指的是房屋上面一半露在外面的瓦片）用炭煅灰存性，将药物放进瓦沟内，用文火烤制，以陈酒送服。猪肤，性甘寒，气先入肾，少阴客热燥气，可以解之，盖甘寒滑泽之物，甘寒则津液生，滑泽则润肠通便，配以陈酒则善行药势，行理气活血，健脾和胃之功，使浊气循常道而出。故说其是发膏煎所蜕化也。能灵活运用经方，抓住疾病本质，举一反三，诚可贵也！

脱肛奇治

案　清阳失固，脏器下垂案

吴门某绅子，患脱肛载余，出二寸，不能收，痛苦万状，百药不效。就诊华墅姜姓医，将锈铁三斤，浓煎沸汤，置便桶内熏洗之，再将活吸铁石二两，煎浓汁饮之，其肛渐渐吸之而上。再服升提补托之品，调理月愈而瘥。所以为医者，读书之余，又须广其见闻，此法可为巧夺天工矣。

【赏析】

肛门居肛肠的末端，是人体的器官。中医学称肛门为"魄门"，《黄帝内经》中说："魄门亦为五脏使，水谷不得久藏。"张景岳说："虽储糟粕固由其泻，而脏气升降亦赖以调，故为五脏使。"意为魄门的启闭要依赖心神的主宰、肝气的条达、脾气的升提、肺气的宣降、肾气的固摄，方不失其常度。脱肛除了与大肠有关外，还与肺、胃、脾、肾等脏腑有关，肺与大肠相表里，脾胃为气血生化之源，肾开窍于二阴，主一身之元气，都会影响大肠。脱肛的病机不外乎虚实两端。

古人云：夫脱肛之病，本成于脾泄，泄多则亡阴，阴亡必致下坠，则气亦下陷，肠中之污秽，反不能速去为快，于是用力虚努，过于用力，直肠随努而下矣，迨至湿热之邪已尽，脱肛之病已成，必须升提阳气，佐以祛湿祛热之剂。铁锈的作用多为清热解毒，镇心平肝，在古籍中记载也各有不同，在《本草拾遗》中："主恶疮疥癣，和油涂之。"《日华子本草》中："治痫疾，镇心，安五脏。"《纲目》中："平肝坠热，消疮肿，口舌疮。"《本草经疏》中："铁锈得金气之英华，其味应辛苦，气应寒。恶疮疥癣湿热所生，蜘蛛虫咬，毒气伤血，辛苦能除湿热，寒能解热毒气。"其除湿热之功用为脱肛所需。"将活吸铁石二两，煎浓汤饮之。"活吸铁石即是有活性的磁石，磁石味辛咸，归肝肾肺经，有平肝潜阳，安神定惊，聪耳明目，纳气平喘之功效，早在《圣惠方》中就记载有用磁石治疗大肠虚冷脱肛的案例。除此以外，《纲目》中磁石丸可治疗子宫不收，痛不可忍的病证。在《玉揪药解》中也直接提到"治阳痿、脱肛、金疮、肿毒、敛汗止血"。奇治"奇"就奇在"磁石，铁之母也，下熏铁锈，如母之招子也"，实在是令人寻味。

最后在此基础上又服升提补托之品，有"画龙点睛"的韵味。所以为医者，读书之余，又须广其见闻，切勿做井底之蛙而沾沾自喜。

温补成消

案 胃火消谷，痰热内蕴案

常熟南门大街衣店有某成衣因暑湿疟愈后，经王简修专于温补，服鹿角、巴戟、参、术、附、桂之类数十剂，又将前方加参、芪、杞子、杜仲等大剂膏滋药一料，胃气甚强，一日能啖饭十八九中碗，约米二三升。身体丰肥，面色暗黑，大便燥结，小便黄赤，临卧食饭三四碗，至明晨又饥，已有一年。就诊于余，问其病由，因述始末，为啖饭太多，欲胃纳减少耳。余曰：此乃胃热杀谷，痰火盘踞其中，当以大剂甘凉清肺胃、豁痰热。此症为缓症，当以缓剂治之。温补聚热而成消，故消而不渴也。不须服药，每日服梨汁、蔗浆三中碗，大约以一斤半为度。服三四日，腹即作泻，泻出红水甚多，且热甚。连服连泻十余日，胃纳少减，再减梨浆、蔗汁一碗。又服十余日，连泻十余日，啖饭只有十余碗矣。余曰：以每日三餐，约一餐三碗，可止服。至月余，所啖每日不过八九碗矣。所以甘凉缓治之法，虽轻而不伤胃气，此等处不可不知。余亦从费伯雄先生食参目盲案中悟出耳。

【赏析】

此患者在暑湿疟愈后，王氏可能虑其需调补气血，于是专于温补，服鹿角、巴戟等辛温之品数十剂，又加人参、黄芪、枸杞等大剂膏滋药，但温补之药并非人人适宜，对于进补不当的危害，古人已经说得很明白了，"凡药能补虚者，皆能留邪。""病之不当服，参、鹿茸、枸杞皆是砒霜。"除此以外，温补最易伤肺胃之阴，使阴阳失衡，助阳化热，胃热炽盛，则腐熟功能过于亢进，食下不久，即感饥饿，虽多食而不能荣养其面，可出现胃中嘈杂，消谷善饥等症，热盛火炽，多蒸腾津液，化水气，故不渴，致燥热内结，大便秘结，小便黄赤。此症为缓症，虽需清肺胃，豁痰热，但不可贸用大苦大寒之品，以免克伐胃气，使病情走向另一个极端，遂嘱之不需服药，每日服梨汁、蔗浆三中碗。梨汁，味甘酸而平，入肺胃经，梨者，利也，其性下行流利可知，其功用为润肺清燥，消痰降火，其入肺经，肺与大肠相表里，还可促进大肠的传运功能，使积存于体内的有毒物质排出。蔗浆，甘寒，能泻火热，下气和中，利大小肠，土燥者最宜，阴虚湿旺者，服之则寒中下利。《金匮要略》中提及："极寒伤经，极热伤络"，胃肠燥热，热为阳邪，易伤阳络，引起络脉血溢、出血等症，故患者在服药三四日后，腹中作泻，泻出红水甚多，且热甚，可见在梨汁和蔗浆的作用下，肠胃之邪热、糟粕、血水一并排出，排出后，邪热稍减，病情也亦缓解。随着病情的变化，梨汁和蔗浆的量也逐渐减少，这是由于梨汁既可治病，也可伤人，也需随症加减。至月余，其饮食量恢复正常。所以甘凉缓治之法，虽轻而不伤胃气，不可不知。与李杲《脾胃论》中云"大抵治病必究其源，不可一概用巴豆、牵牛之类下之，损其津液，燥结愈甚，复下复结，极则以致导引于下而不通，遂成不救"如出一辙，令人寻味。

食参目盲

案1 气机遏塞，双目失养案

人身无病，不可论药，一日服药，十日不复。余幼在孟河见有服参误事者，今志之以昭后戒。有一广东郑姓，在申营业，将上好人参二两，用老鸭一只，洗净，以人参二两纳鸭腹中，煮而食之。五日后，觉目光模糊，十日后，即两目青盲，不能视物。就诊费伯雄先生，述其缘因。曰：五脏六腑之精，上输于目，因食参太多，气机遏塞，清气不能上蒸，精气不能上注，故盲也。《内经》云：益者损之。时正在仲秋，孟城青皮梨甚多，伯雄先生曰：不须服药，每日服梨汁一碗，使大便每日利二三次。服十余日，两目见物，至一月，两目复元，能察秋毫矣。治法虽极平淡，非伯雄先生做不到。

【赏析】

本案是典型的人参补益太过事例。患者将人参二两纳入老鸭腹中，煮而食之。《本草纲目》言："鸭肉主大补虚劳，最消热毒；而人参亦名鬼盖、黄参、地精，能救阴亏阳绝之体。"患者用参鸭煮食，服之五日后，目光模糊，十日两目青盲，不能视物。特就诊于伯雄先生，述其缘由。参、鸭，皆俱善补之妙效，然常人服之则不可，以平人阴安阳守，服参则拔略其阳，服鸭则缚伏其阴，阳气举而上，阴气浊而下，肺金司气开合，脾土主升降，心火运气血。今气机有淫，则肺金克肝木，然参归肺脾心经，脾土不运则壅，肝木不胜，气血上冲头目，故病象在目耳。《内经》云：益则损之。故伯雄曰：脏腑精气，因食参而气遏，精气不能蒸注，故盲也。

时在仲秋，孟城梨多，青皮尤甚，嘱曰：日服梨汁一碗，每利大便二三。服十余日，始可见物，至月，两目复元。何也？何以区区青梨能痊耶？《内经》曰："实则泄之，虚则补之"。梨汁，归肺、胃经，能生津润燥，清热利湿。梨汁清凉之气入肺金下行，则制其气太过，肝木不侮。而梨汁清热利湿之用归于胃，能解脾土之壅，则肝木不郁。肝木不郁，则肝气利行，故目不盲矣，以肝开窍于目耳。此病为人补太过，投以梨汁以降其过，泄其堵滞。费伯雄先生辨证准确，用药巧妙，以一味平常之梨汁治疗大病，让人敬佩，亦为余氏所推崇，值得学习体味！

案2　气余化火，清窍失灵案

余后治常熟北乡某，年约十六七，体本丰盈。父母恐其读书辛苦，兑人参两余，服后，其童忽变痴状，所读之书，俱不能记忆。余诊之，脉弦实而滑，问其言，但微笑而已，面白体肥，不知何病。其父细述服参情由。余曰：能容各物者，其气必虚。其体本实，再充而益之，气有余，即是火，煎熬津液为痰，清窍充塞不灵。即用化痰清热之品，以损其气，而其补自消，进以羚羊、川贝、竹黄、竹沥、胆星、山栀、菖蒲、远志、连翘、白金丸之类，再饮以蔗浆、梨汁等。服数十剂，神气日清，读书亦能记忆，然神情应对，总不若未服参前之玲珑也。噫，爱之适以害之，为父母者，不亦难哉？

【赏析】

本案患者年十六七，服参两余后，忽作痴状，不能忆事。诊之，脉弦实而滑、面白体肥、神情痴笑，父述服参缘由。遂进以羚羊、川贝、竹黄、竹沥、胆星、山栀、菖蒲、远志、连翘、白金丸，再饮蔗浆、梨汁等，服数十剂，虽能忆事，聪巧尚未改观。本案与前案虽表现不一，但过用温补人参以致壅滞则同。

伯雄先生言，体实而充盈之，余气生火，煎津以为痰，清窍为之塞矣。余氏仿费氏之案，宗其治则，用化痰清热之品，以消其障。其中川贝、竹沥、菖蒲、胆星化痰祛瘀，山栀、远志、连翘清热安神，辅以蔗浆、梨汁缓和泄热，遂能清心明志。

本案与前案不同之处为本案不仅有火，亦有痰，痰热交凝，故在前案基础上又加用了清利痰热之品，体现出余氏师古不泥古、活学活用的学习精神。

案3　真气壅绝，体虚不受案

又顾吉卿子，自小在李军门长乐处，亦多服补药，至十六七岁，知识尚未大开，亦多服补剂之害也。又一人久疟，脾虚足肿，服别直参一两，当夜即毙。此脾弱不胜补也。

【赏析】

本案多服补益，实者为害甚巨。然体虚不能受药，受之则真气壅绝，肢体不利，药邪病邪共发，不死者几矣。经曰：过犹不及，虚者能救，实者多为妄所作。药之不当何异于鸩？

案4　寒热邪阻，补益为害案

又一女子发疟，口渴索饮，适有桂玄参汤，即取半碗与饮，明日即毙。此皆补药之害也。故药能中病，大黄为圣剂，药不中病，人参亦鸩毒，服药者可不慎乎？

【赏析】

本案女子发疟，口渴求饮，取半碗桂玄参汤饮之，明日即毙，以桂玄参汤为补益方，受之邪气遂盛，拔正所致。案中言药能中病，大黄为圣剂，以去其实故也。药不中病，参即为毒，岂吾辈所不慎之？

药　积

案　药积为患，水湿蕴滞案

　　孟河有一人，面黄腹膨足肿，喜服药，每日服药一剂，方能安寐，无论寒热攻补之剂，服之皆宜。后孟河贾先生诊之，用茯苓八两，桂枝一两，煎汤十余碗，令其欲饮则饮，欲溲则溲，必一夜服尽。溲出如屋漏水，色兼红紫，而腹膨足肿俱消，再服异功散等健脾之剂，而病霍然。诸医不解，问之。贾先生曰：此药积也。问用苓、桂何意。贾先生曰：病积在腑，药为无形之积，当洗其肠胃，涤而去之，并非奇法也。此事费兰泉师亲目见之，故嘱余志之。

【赏析】

　　此患者喜服药，每日一剂，无论虚实寒热之剂，方能安寐，无病服药，此皆执前人服药于未病，与上工治未病之说谬焉者也。"偌无过兴师，则内生反侧，外兆边尘，不反自贻哉？然则保国、保身无二理，用兵用药无二术；苟思患预防，审医可也，问药性可也，读岐黄书可也；若以草木偏攻，则寒者戕贼脾元，热者煎熬血脉，是犹小人阴柔巽顺似乎有德，而国家元气鲜不为之潜移者。"无论寒热攻补之剂，凡药不对症，无有不伤脾胃之正气者，正气伤而反生他证，实害人也。面黄腹膨足肿，乃属脾虚湿蕴，水湿内停，气机受阻，泛溢肌肤所致。此人病性为虚实夹杂，实在其药积及肿满，虚为脾虚，应遵缓攻轻补，深合治虚之旨，不可贸然攻下，药积并非有形之积滞，无须用硝黄之类。《金匮要略》云："诸有水者，腰以下肿，当利小便；腰以上肿，当发汗乃愈。"小便为水湿之主要出路。《内经》云："其在下者，引而竭之。"此乃因势利导之常法。遂以八两茯苓配一两桂枝，茯苓甘淡而性平，甘以益脾培元，淡以利水渗湿，补而不峻，利而不猛，治其生痰之源；水湿阴霾之邪，又赖阳光以煦，正所谓"病痰饮者，当以温药和之"。桂枝辛甘而温，辛甘以助阳，甘温以化气，最善散阴霾之邪；桂枝得茯苓不发表而专于化气行水，茯苓得桂枝通阳除湿，二者相使配对，具有较强的利水除湿作用。嘱其一夜服完，溲出如屋漏水，色兼红紫，可见其无形之邪气虽随小便排出，此邪可为热邪，可为寒邪，也可为其所致代谢产物，经小便排出后，邪去则人安，腹膨足肿皆消，此乃"洁净府"，也即"洗其肠胃，涤而去之"。再服异功散等健脾之剂善后，脾健则百病难生，而其病霍然。本案告诫世人无病则无须服药，是药三分毒，无病妄服反害健康。

阳虚目疾

案　阴盛阳衰，虚阳上僭案

太平洲沈姓，以赌博为生，终年彻夜不寐，兼嗜烟色，后眼白泛淡红色，目珠少光，至清晨则如行云雾中，日晡至天明，灯光之中，视物明亮如故。就诊吾师。吾师曰：晨暗夜明，是阴盛阳衰，虚阳上僭。天地惟火能烛物，水能鉴物，晨暗而夜明，是火不能烛物，清阳之气，不能上升，当服补中益气汤。十余剂后，服归脾汤十余剂而愈。《内经》云：五脏六腑之气，上输于目，而为之精，精之精为瞳子。何脏虚，宜治何脏，徒退热清热无济也。

【赏析】

本案为因虚致病。患者嗜赌烟色，常年不寐，以致眼白泛红，目珠少光，视物晨暗夜明。余氏之师从脾而治，补气升阳。患者终年赌博，彻夜不寐，又嗜烟色，耗血伤阴。阴血既损，阳气必失，乃至清阳不升，阳气不能上达荣目，故不能妄用清热退热之品，而首当选用补中益气汤益气升阳。补中益气汤出自李东垣的《内外伤辨惑论》一书，在陈士铎的《辨证录》中说到"李东垣一生学问，全注于此方"，《景岳全书》亦说："补中益气汤，允为李东垣独得之心法。"余师从中焦脾胃气机当升不升入手治疗，可谓识东垣者。补中益气汤可以看作是在健脾益气养血的基础上（人参、白术、甘草、当归）加入升清理气之品，如黄芪、升麻、柴胡、陈皮。这样一来，该方就变成了既能增强脾胃之功能，又恢复脾胃气机之升降，于是补中益气汤就比四君子汤、六君子汤等方的临床应用范围扩大了许多。

本案中接方使用的是归脾汤，充分体现了"有形之血不能速生，无形之气所当急固"的理论，当既有脾胃气虚、清阳不升之证，又有脾胃气虚，气血化生无源之证时，治疗孰先孰后就需要谨慎思索。经言：急治其标，缓治其本，待清阳生，脾气复，而后健脾和胃，养血安神。归脾汤亦有黄芪、当归、党参、白术、炙甘草，用以固护前效，清阳既升，则养阴凉血，毋升太过，又佐以远志、炒酸枣仁，入肝凉血，起欲降则降之效。而白茯苓、木香、龙眼肉，健脾和胃，养血安神。清阳升而足，浊阴归而厚，其目能受血而复焉。

膈内生虫

案　膈中生虫，瘀血阻滞案

余在师处见吾师诊太平洲万安桥陈姓妇，年三十余岁，膈中时痛时止，痛时如针刺，止则亦无所苦，饮食如常，二便亦利，肌肉瘦削。吾师曰：上膈空旷之地，无有形质之物可停，寒食闭塞，又不能饮食如常，既饮食如常，又不当肌肉瘦削。若云寒气痛，痛在络中，未必时痛时止，且痛如针刺，一定是食管有虫粘住不下，在至高之处。杀虫等药，又不能及，若以末药，又恐粘入食窍，填塞不通，有妨饮食。宜设一涌吐之法，不知可能得效否？嘱病家停三日再来取方。吾师乃穷思三日，得一吐法。先令病人以鱼肉等佳味下饭，使其食之极饱，再以香油煎蛋，煎之极香，使病人坐在煎蛋之炉前，吸煎蛋之香气，又以葱汁熏之，再令病人将所煎之蛋食下，约三枚，病人饱不堪言，再以雄黄五分，花椒三分，藜芦五分，为细末，调服之后，饮以炒盐汤，以鸡羽搅喉探吐，使其胃中谷食倾涌而出。探三次，胃中所食水谷，探之净尽，以乌梅安胃丸一钱，煎汤止呕。所吐之水谷痰涎半桶，以清水沟净，拣出虫二十余条，形如年鱼，头阔尾锐，色紫有黑点，旁有两目，中有一口，其虫软而能伸缩，见风片刻即死，究不知何名。吾师云：此由食马蟥子粘在食管而生。食人血肉，久则长大，阻塞食管，而成痛格。所语亦想当然耳。然食管生虫，余所目击，若非吾师之巧思，虽读书万卷，亦徒然耳。孟子曰：大匠能与人规矩，不能使人巧。诚哉是言也。

【赏析】

膈中时痛时止，发时如针刺，止却无所苦，肌肉瘦削。案中并无其他显症，时定为膈中生虫，后吐物确是有虫作祟，认病之准，是此案精彩之一。

清水沟净吐物所得之虫，形如年鱼，头阔尾锐，色紫有黑点，旁有两目，中有一口，其虫软而能伸缩。其师言食马蟥子粘在食管而生。在此推测极有可能就是现在的蚂蟥，即药材水蛭。明代《本草蒙筌》记载："水蛭，即马蟥蜞，味咸、苦，气平、微寒。有毒。入药取水中小者，其性畏煅石与盐。烈日曝极干，锉细炒黄色。倘若制非精细，入腹生子为殃，故凡用之极宜谨慎。"近年也有报道男子鼻腔取出水蛭的新闻，水蛭虫可行人体之内所言不虚。但其又受生存条件所限，大多只侵犯体表。此案水蛭可能多活动在食管中段，上段容易咳出清除，下段近胃偏酸，皆不宜存活。唯有中段有口腔氧气供给，又能附着吸食人血。虫在食管中，咳之不出，用药又下走胃肠，此是局部用药之难也，非文中所言粘入食窍，填塞不通之语。案中先以鱼肉下饭令饱，一是令虫无以藏，二是令食管以下无空处，再以香油煎蛋之味诱虫上行，待聚于食管中时，予雄黄、花椒、藜芦等杀虫催吐之品，鸡羽搅喉探吐而排尽。纵观此法，填之胃满，诱之虫上，用药独在食管中，余无所侵，设计精妙，可见一斑，是此案精彩之二。

案尾言"食管生虫，余所目击，若非吾师之巧思。虽读书万卷，亦徒然耳"，发人深省，见针刺痛便疑瘀血作祟，岂不知真有虫咬如刺感，为医治病，当勤学苦思，见微知著，是此案精彩之三。

桃叶吐痰

案　痰结心胸，热扰心神案

余见吾师治一痰痫，终日喜笑怒骂，高歌狂喊，力能逾垣走游街市，已有八九月。或时吐痰，神识稍清。吾师曰：痰久则坚而难出，虽消痰化热徒然，当用吐法以倾其痰窠，作痫疾治之。将鲜桃叶一二斤捣汁，和水灌之，用鸡羽探吐，吐出坚痰。连吐四五次，吐出黏痰数碗，又吐出痰块三枚，坚凝如卵，色青光亮。病人吐后，觉胸膈烦热，进以甘凉清热，化痰潜阳，二十余剂，神识大清，调理半月而愈。

余患三疟，将近四月，服蜀漆及槟榔，亦吐出黏涎两三碗而愈。吾师用吐法最多，并不执于瓜蒂、栀子，虽吐法一例，而随证施法，巧夺天工。今人于吐法废而不用，仲景六法中已少一。

【赏析】

案中患者终日喜笑怒骂，高歌狂喊，游走街市，虽言痰痫，应属今之"狂证"范畴。明·王肯堂在《证治准绳·癫痫狂总论》中言："狂者病发之时，猖狂刚暴，如伤寒阳明大实发狂，骂詈不避亲疏，甚至登高而歌，弃衣而走，逾垣上屋，非力所能，或与人语未尝见之事，如有邪依附者是也"，即详细描述了狂证的临床症状，其中"骂詈不避亲疏""甚至登高而歌"等症与案中病患表现吻合，可支持前文"狂证"的诊断。《丹溪心法·癫狂》："癫属阴，狂属阳，癫多喜而狂多怒，脉虚者可治，实则死。大率多因痰结于心胸间，治当镇心神，开痰结"，不但指出了狂证痰结心胸的病因病机，且指出了镇心安神、化痰散结的治疗方法。案中患者有"或时吐痰，神志稍清"，祛邪正宜顺势利导，以吐除痰是其正法。《本草再新》中言桃叶："发汗、除痰、消湿、杀虫。"案中以鲜桃叶捣汁灌之以出坚痰，其病自愈，深得吐法之妙。

　　余氏自患疟四月，服蜀漆及槟榔，亦用吐法而愈。同样为"其在上者，引而越之"之应用。吐法不只用瓜蒂、栀子，凡可去邪气和宣畅气机都可随证施法，往往取效迅速，直达病所，恰到好处，可收意想不到之效果。

　　吐法是清·程国彭所撰《医学心悟》中八法之一，最早在《素问·阴阳应象大论》就有提及："其高者，因而越之"。王冰注："越，谓越扬也"，说的就是吐法。其目的在于祛邪，中上焦邪实是其主要问题，都不过祛邪之就近原则和因势利导，也就是"其在上者，引而越之"蕴含的道理。攻邪派鼻祖张从正把引涎、漉涎、嚏气、追泪等上行者皆归为吐法，且在临证中灵活应用，体质强者大吐而愈，弱者小小吐之，年事高、体弱而久病者则轻吐之，疗效显著。前辈根据"天人相应"之理，阳升阴降，而借吐上引之机，升发清阳，所谓"借此升权，可疾可徐，吐纳自然之生意，无残无暴，全收弗药之神功"。

吐法小结

　　吐法是使用催吐药物或其他能引起呕吐的刺激，使停痰、宿食、毒物随呕吐排出的方法，临床多用于急症，如痰涎阻塞咽喉，妨碍呼吸；或食物停滞胃脘，胀满疼痛；或误食毒物时间不久，尚在胃中；痰涎里盛的癫狂，喉痹，以及霍乱吐泻不得等，均可涌吐而解。

　　吐法最早在《素问·阴阳应象大论》就有提及："其高者，因而越之"。王冰注："越，谓越扬也"，其目的在于祛邪，祛除中上焦邪实，因势利导。攻邪派鼻祖张从正把引涎、漉涎、嚏气、追泪等上行者皆归为吐法，且在临证中灵活应用，疗效显著。

　　病案中所用吐法经验，主要是通过吐法祛除邪气和宣畅气机来治疗中上焦疾病，因吐法取效迅速，直达病所，可补其他七法之不足，尤其对急病、怪病有较好的临床效果。不过吐法易耗气伤津，现代临床已较少用甚至不用，致使中医治病八法去其一法，甚为可惜，所以我辈当努力探索吐法的机理并以总结，将之继承和发扬。

尸　厥

案　思虑郁结，痰蒙心窍案

常熟县署前星桥杨小溪妻。

因母丧归宁，事毕而回，是日即神识如蒙，默默不语，语则所与言者，皆已亡人也，与食则食，与溲则溲，饮食二便如常，与其言则不知也。已有十日，邀余诊之，脉亦平稳，气色如常。余曰：此非病也，病人必有异梦，病名尸厥。先以苏合香丸研末吹入耳鼻中，再调如糊，涂膏盲、胸膈之间，再饮以苏合香汁，使其安寐。再煎服后药，虎头骨、龙齿、鬼箭羽、朱砂、琥珀、腰黄、鬼臼之类，和入苏合香丸。明晨病人云：即速付轿钱，有人将轿送我回矣。遂醒，恙已霍然。左氏传膏盲之疾，鬼语与医语如出一辙，其信有之耶。鬼神难知，医者只就病论病可矣。

【赏析】

案中患者终日喜笑怒骂，高歌狂喊，游走街市，虽言痰痫，应属今之"狂证"。

癫狂是由七情内伤，饮食失节，禀赋不足等导致痰气郁结，或痰火暴亢，使脏气不平，阴阳失调，闭塞心窍，神机逆乱。其中癫病以精神抑郁，表情淡漠，沉默痴呆，语无伦次，静而多喜为特征。案中患者神识如蒙，默默不语，虽言尸厥，应属今之"癫证"范畴。《医学正传·癫狂痫证》言："大抵狂为痰火实盛，癫为心血不足，多为求高远不得志者有之。"案中患者丧母之后，思虑郁结，发为癫证，治当芳香开窍，行气解郁为法。医者以苏合香丸研末吹入耳鼻中，再调如糊，涂膏盲、胸膈之间，再饮以苏合香汁，使其安寐，内外同治，功倍效捷。再以除邪止惊之虎骨、宁心安神之龙齿、清心镇惊之朱砂等共奏镇心安神之功，使病患清晨阳复得愈，堪称妙手回春。

祟 病

案 燥药伤阴，阳气涣散案

常熟北门外抓扒湾李姓妇。

先因风温，被某医进以枳、朴、槟榔之类，燥药伤阴，神识昏愦，耳聋烦躁。邀余诊之，进以甘凉咸寒存阴，芳香开泄。服三剂，神识已清，病已退。忽病人曰：即速做道场，我等无暇在此等候。语毕，即神昏不醒，忽然喜笑怒骂，或舌伸口外，或齿龂如食炒豆，或高声讴歌，或细语唧唧，千态万状，按其脉则乍大乍小。余曰：此祟病也。先以鬼箭羽、朱砂、降香焚之，后以至宝丹一粒，苏合香丸一粒，化开，菖蒲、郁金汁调灌尽剂，神识方醒，病若失。所以阳虚则阴气邪祟，乘虚凭之。《内经》立鬼床、鬼哭等穴，未必子虚也。

【赏析】

案中李姓妇燥药伤阴，神识昏愦，耳聋烦躁，后喜笑怒骂，高声讴歌，虽言祟病，应为今之"癫证"范畴。明·王肯堂在《证治准绳·癫痫狂总论》中指出："癫者或狂或愚，或歌或笑，或悲或泣，如醉如痴，言语有头无尾，秽洁不知，积年累月不愈，俗呼心风，此志愿高而不遂欲者多有之。"本案先是燥药伤阴，表现为"神识昏愦，耳聋烦躁"之阴证，后阴亏不能敛阳，致阳气涣散，表现为"喜笑怒骂，高声讴歌"之阳证，正应王肯堂前辈所言"或狂或愚，或歌或笑，或悲或泣，如醉如痴"之语。《丹溪心法·癫狂》言癫狂"大率多因痰结于心胸间，治当镇心神，开痰结"，治法不出化痰安神两法。医者先以专散恶血之鬼箭羽、清心镇惊之朱砂、降气辟秽之降香焚之外助神清，后以菖蒲、郁金汁调灌内服苏合香丸、至宝丹内助神醒，内外相应，尽剂神识得醒，效如桴鼓。

游 魂

案 血气虚少，不能敛阳案

庞金时部曹之夫人屈氏。

述昔时病久神虚，魂常离壳，不得归舍。有日因其姑开吊，自觉房中飘然而出，至厅堂盘桓，厅中寂静无人，所悬挽章挽联，细细读之，归房，始觉身卧于床，所读挽章挽联，仍历历在目，以笔默之，一无差误。夫魂者阳气之精，正虚不能敛阳，神浮于外，不克内守。经曰：神去则死。若此魂不归，则成脱证矣。

【赏析】

案首言患者屈氏"昔时病久神虚，魂常离壳，不得归舍"。在《金匮要略·五脏风寒积聚》有类似论述："邪哭使魂魄不安者，血气少也；血气少者属于心，心气虚者，其人则畏，合目欲眠，梦远行而精神离散，魂魄妄行"，其中所论病情相似，指出病因病机是血气虚少，不能养神，正合案中久病体虚实情。《黄帝内经》云：生之来谓之精；两精相搏谓之神；随神往来者谓之魂；并精而出入者谓之魄。可以看出，精、气、神三者乃人生命存亡之根本。精充气则足，气足神则旺；精亏气则虚，气虚神则少。故古人"精脱者死，气脱者死，失神者死"之说并非虚言。案中患者病久神虚，魂常离窍，是正虚不能敛阳，所以才有神浮于外，不得归舍。结尾也引经中之言谈及预后，若魂去神死，必成脱证，值得思考。

四案赏析

明·王肯堂在《证治准绳·癫痫狂总论》中指出：癫者或狂或愚，或歌或笑，或悲或泣，如醉如痴，言语有头无尾，秽洁不知，积年累月不愈，俗呼心风，此志愿高而不遂欲者多有之；狂者病发之时，猖狂刚暴，如伤寒阳明大实发狂，骂詈不避亲疏，甚至登高而歌，弃衣而走，逾垣上屋，非力所能，或与人语未尝见之事，如有邪依附者是也；痫病发则昏不知人，眩仆倒台，甚而瘛疭抽掣，目上视，或口作六畜之声。此中言明癫狂痫之辨别。

桃叶吐痰案中患者终日喜笑怒骂，高歌狂喊，游走街市，应属狂证，而非痰痫。患者或时吐痰，神志稍清，正宜顺势利导，以吐除痰。《本草再新》中言桃叶："发汗、除痰、消湿、杀虫。"案中以鲜桃叶捣汁灌之而出坚痰，其病自愈。

尸厥案中患者神识如蒙，默默不语，应属癫证，而非尸厥。医者以苏合香解郁开窍，再以虎骨、龙齿、朱砂等镇心安神，使病患清晨阳复得愈。

祟病案中李姓妇燥药伤阴，神识昏愦，耳聋烦躁，发为癫证，后喜笑怒骂，高声讴歌，并见狂证，而非祟病。医者选苏合香丸、至宝丹解郁开窍醒神，尽剂神醒，效如桴鼓。

游魂案中患者病久神虚，魂常离窍。《黄帝内经》云：生之来谓之精；两精相搏谓之神；随神往来者谓之魂；并精而出入者谓之魄。古人有"精脱者死，气脱者死，失神者死"之语，"精、气、神"三者乃人生命存亡之根本。精充气则足，气足神则旺；精亏气则虚，气虚神则少。病患正虚不能敛阳，神浮于外就不难理解了。

癫狂小结

癫狂是由七情内伤、饮食失节、禀赋不足等导致痰气郁结，或痰火暴亢，使脏气不平，阴阳失调，闭塞心窍，神机逆乱。癫病以精神抑郁，表情淡漠，沉默痴呆，语无伦次，静而多喜为特征；狂病以精神亢奋，狂躁不安，喧扰不宁，骂詈毁物，动而多怒为特征。治此则首辨阴阳，次分虚实，从痰瘀论治。

一、首辨阴阳

《难经·二十难》曰："重阴者癫，重阳者狂。"

《金匮要略·五脏风寒积聚》中有言："邪哭使魂魄不安者，血气少也；血气少者属于心，心气虚者，其人则畏，合目欲眠，梦远行而精神离散，魂魄妄行。阴气衰者为癫，阳气衰者为狂。"仲景认为阴气衰者为癫；阳气衰者为狂。

晚清叶霖《难经正义》注云："狂者阳疾，癫者阴疾。重阳者狂，木火之阳旺也；重阴者癫，金水之阴旺也，心主喜，肝主怒，狂者木火有余，故多喜怒；肾主恐，肺主悲，癫者金水有余，故多悲恐。"

由此结合症状分癫证和狂证，喜静喜独处为癫，喜动喜热闹为狂。

二、次分虚实

《医学正传·癫狂痫证》："大抵狂为痰火实盛，癫为心血不足，多为求高远不得志者有之。"

初病属实，久病则多虚实夹杂。癫为气郁、痰阻、血瘀，久延则脾气心血亏耗。狂为火郁、痰壅、热瘀，久延心肾阴伤，水不济火，而致阴虚火旺。

依次虚则补之，实则泻之，标急治标，缓则治本。

三、从痰瘀论治

《丹溪心法·癫狂》："癫属阴，狂属阳，癫多喜而狂多怒，脉虚者可治，实则死。大率多因痰结于心胸间，治当镇心神，开痰结。"

《医林改错》："癫狂一症，哭笑不休，詈骂歌唱，不避亲疏，许多恶态，乃气血凝滞，脑气与脏腑气不接，如同作梦一样。"

怪病多从痰瘀论治，痰蒙神窍，瘀阻心脉，皆会导致神智异常。

子 痢

案 久痢滑脱，气阴两虚案

常熟寺前街李吉甫先生夫人。

妊娠七月，痢下红白。他医治以利湿清热分消，痢更甚，肠滑后重，一日夜百余度。裴菊村前辈诊之，意欲治以补中益气汤，恐升提胎元，欲用温补，又恐胎前忌热。左右踌躇，邀余合诊。脉滑利而少力，腹中气机湿滞已通，舌绛滑无苔，头眩耳鸣，虚热。余曰：治病不在胎前产后，有病则病当之。《内经》云：陷者举之，当用升提；脱者固之，当用酸涩。若再用通套利湿之方，恐胎元滑脱矣。拟补中益气法，重用参、术，轻用升、柴，再以木瓜、肉果、煨姜，升提温涩。服数剂，略稀。余曰：滑脱太甚，非堵截之法不可。即以参附汤调赤石脂末，仍服前方。见其舌红渐渐转白，舌燥转润。

余曰：清阳已经上升，而能布津于上矣。痢势渐减，再以五味子、木瓜、干姜等研末和赤石脂，饭糊为丸，每日用附子一钱，别直参三钱，煎汁送丸四钱。服药三十余剂，每日痢下仍有十余次，胃气亦苏。分娩时母子俱全，然痢尚有六七次，再服异功、参苓白术等收功。吉甫曰：此儿定然热体矣。余曰：母子同气，岂有母能服热药之寒体，而子乃为热体乎？此儿三四岁时，有痰哮喘病，非温不宜，母子同气之言，洵不谬也。

【赏析】

本案为妊娠痢疾案，病发于妊娠七月，病势较急，且病程绵长，治疗持续至分娩后方得痊愈。余氏在整个治疗过程中都运用温补方药，再一次用实例证实"胎前忌热"一说的局限性。

患者先经其他医生治以清热利湿之剂，病势反而加重，表明治法有误，或分消太过。村里前辈畏于"胎前忌热"的禁忌不敢用补中益气汤。此时，该孕妇脉象滑利，表明腹中湿浊已去而气机通畅；脉又少气则表明久痢必然伤及气阴；结合舌绛无苔、头晕目眩及虚热则可确定疾病发展到此时证属气阴两虚无疑。

当此久痢虚脱之际，必须摒弃胎前产后之成见，谨遵《内经》"陷者举之，脱者固之"的原则，以补中益气汤加减升提为主，佐以温涩，目的是尽快收敛固涩，以防胎元受到影响而滑脱。用药数剂后患者大便仍稀，余氏考虑其滑脱太甚，仅补中益气不足以挽其滑脱之势，故加服参附汤益气回阳救脱，配赤石脂涩肠止泻。

服药后，舌色由红转白，舌燥转润，表明虚热已退，清阳上升，津液已经可以输布于上。气以固摄，津以润燥，气阴有所恢复，滑脱之势必然渐减。疗效既显，则继续服用参附汤合温涩收敛的药物。及至分娩后痢下仍未完全缓解，又继续以异功散、参苓白术散之类健脾止泻后痊愈。

由此案可知孕期用药并无寒热拘泥，在准确辨证的基础上，不但可以用温补方药，必要时甚至可以较长疗程使用。

本案最后提到了母子同气的问题，即母子的体质类型是相似的。体质是在先天禀赋和后天获得的基础上形成的，因此体质是具有遗传性的，胎儿在母体内受母体气血阴阳盛衰的影响，其体质类型易与母体趋同。本案中孕妇所产之子，三四岁时患肺系疾病，必要温热药物方取效，当是阳虚而痰饮上犯，肺失肃降所致，印证了孕妇分娩时余氏的推断。余氏对体质的深入认识确实难能可贵。

胞 阻

案 寒凝膀胱，气化不行案

常熟长田岸某姓妇。

妊娠四月，小溲点滴不通。某妇科进以鲜生地、龙胆草、青麟丸等寒凉之品，小溲秘之更甚，已有三口。余诊其脉，沉细而涩，少腹胀痛。余曰：此胞阻[1]也，被寒凉凝滞膀胱，无阳不能化气而出。即将葱二斤，煎水熨洗少腹，略能小便。即进五苓散，桂枝一钱，猪苓、赤苓各二钱，泽泻二钱，白术二钱，研粗末，煎沸滤清饮之。仍不能通畅，而少腹痛势稍减。将前方去桂枝易肉桂一钱，服法依前，服后而小便大畅而愈。如曰胎前忌热，专用寒凉，杀人在反掌矣。

【注释】

[1] 胞阻：胞阻本指妊娠腹痛之疾，最早见于《金匮要略·妇人妊娠病脉证并治》："妇人有漏下者，有半产后因续下血都不绝者，有妊娠下血者，假令妊娠腹中痛，为胞阻，胶艾汤主之。"在本案中胞阻指的是膀胱气化被阻所致的妊娠小便不通，古称"转胞"或"胞转"。

【赏析】

本案为妊娠小便不通案。世人多认为小便不通、少腹胀痛为湿热下注，兼有妊娠四月胎气下迫，阻滞膀胱气机，遂投以清热利湿、通淋利尿之剂，症状不减反加。而余氏不拘产前忌热，以葱汤外洗及五苓散治愈本案，其精妙之处有三。

一为脉诊之精。妊娠小便不通如为外感或内生湿热，脉象当浮数或滑数，而沉主里，细涩主气血不畅，余氏从脉象中体察出本证由表入里，非热乃寒的性质，且患者服用清热利湿之品症状反加，因此余氏认为本证实为感受寒邪，入里凝滞气血，使膀胱气化不利，小便不出。在并无其他佐证的情况下，仅以脉诊断证候之寒热虚实，此为一绝。

二为外治法之妙。本案不仅辨证准确，其治疗为内外合治，也颇具特色。大剂量葱煎水熨洗少腹部，温通少腹经络，通阳化气，有助于膀胱气化。洗后即略能小便，验证了本证为寒证的性质，随即投以五苓散进一步取效。这种简便易行的外治法即使在今天也有很高的推广价值。

三为五苓散应用之巧。五苓散主治太阳蓄水证，原文云："太阳病，发汗后，大汗出，胃中干，烦躁不得眠，欲得饮水者，少少与饮之，令胃气和则愈。若脉浮，小便不利，微热，消渴者，五苓散主之。"五苓散证外有表邪不解，部分循经入腑，导致膀胱气化不利而蓄水。本证病机与之相应，故以五苓散治之。然服后胀痛减却小便未通，当为膀胱气机略通，但仍不能化气而出，从脉象分析此证已不需疏解表邪，而应加重温阳化气，故肉桂易桂枝，引火归元，助阳而增其气化，下焦虚寒凝滞之势豁然而解。这一味中药的化裁如同沙场点兵换将，运筹于帷幄之中。

本案充分显示了余氏师古而不泥古的辨证思路。产前因气血下聚冲任胞宫以养胎，孕妇易于阴血虚而生虚热，因此民间也有"产前一盆火，产后一块冰"的说法。但人有体质不同，病有寒热虚实，即使是产前也不可拘泥。妊娠小便不通可因外感湿热或肝经湿热下注，也可因阳虚寒凝，膀胱气化不利，或因气虚无力举胎等引起。临证时，寒热虚实务必审明，否则易犯虚虚实实之戒，恐对母胎均不利。

胞压膀胱

案　胎压膀胱，难产不下案

常熟花园浜王姓妇。

妊娠九月，胞浆水已破之后，腹痛浆水沥尽，小溲不通，已有三日，少腹不动。稳婆[1]谓胎死腹中，或欲试手法，或欲下死胎方。邀余诊之，见产妇神情恬淡，并无所苦，唇舌均红。使稳婆按其少腹，温而不寒。脉来流利，软而无力。诊毕，稳婆问腹中小儿能保全否？余曰：腹中小儿，酣睡未醒。稳婆曰：何以不动？余曰：因睡而未醒，故不动也。主人曰：腹痛三日，小便不通，小孩不动，恐胎已死矣，请先生一断之。余曰：此名胞压膀胱，此方书所不载，必定是负重或跌仆而损胎元。又因坐蓐[2]太早，气挣于下，胞压膀胱，小溲不能出，溲阻而胀。兼之胎元下坠，两相挤轧，不能转动。如果子死，当唇红舌黑，少腹作冷。按脉未离经[3]，未至临产之时，胎元断断不死。即问产妇，曾否有负重跌仆之事。妇曰：三日前因有安息香两支在地，俯之不能拾，乃跪而拾之，起时胞浆已破。余曰：胞压膀胱无疑矣。可先将灯草刺鼻中，令产妇喷嚏，嚏则肺气开，上窍通则下窍泄，而小便可通，再吸洋烟[4]三筒，将其胎提起，以免挤轧子门[5]。小便通后，可让出地面，使小儿可以转身，临盆即不难矣。问服何药？余曰：不须服药。主人曰：可服催生药否？余乃进以胃苓汤加苏梗，利水行气而已。喷嚏之后，吸洋烟三筒，果然小便通畅，药将沾唇，小儿已下矣。若依稳婆手法，或服下死胎方，母子岂能保全？主人曰：君之催生方极灵，将来可传之于人？余曰：胃苓汤是受湿泄泻之方，作催生方，误事不小。其功不在药，而在灯草、洋烟耳。

【注释】

[1] 稳婆：指旧时以接生为业的妇女，即接生婆。

[2] 坐蓐：蓐，草席，泛指所垫之物。旧时妇女分娩时身下铺草，故称临产为"坐蓐"。

[3] 脉未离经：指未出现离经脉。离经脉即临产脉，表现为尺脉转急，同时可扪及中指本节、中节甚至末节两侧的动脉搏动。

[4] 洋烟：鸦片的俗称。

[5] 子门：即子宫颈口。出自《灵枢·水胀》，"石瘕生于胞中，寒气客于子门，子门闭塞"。

【赏析】

本案的诊治过程，就如同一部惊险的短片，环环相扣，悬念迭起，余医作为故事的主演，将情节步步推进，直至起死回生的大结局。

孕妇妊娠九月，羊膜早破，腹痛流水，小便不通，少腹不动已有三日。接生婆判断胎儿必死无疑，已经打算下死胎。余氏的到来却使看似危急而无望的病情得以反转。从产妇的神情、舌脉和腹部触诊情况，余氏从容判断胎儿未死，只是沉睡未动而已。产妇脉未离经，也就是产妇中指本节并没有脉搏跳动，据此考虑并未临产，这又是余氏精于脉诊的范例。但临床上，胎动停止24小时胎儿死亡的可能性非常大，何况是三天，因此推断可能是胎动不明显，产妇未明显察觉而已。

紧接着，余氏解释本病为胞压膀胱，即妊娠晚期，胎气下坠，压迫膀胱，小便不出，致使膀胱胀满，反过来又阻碍胎元，使得胎不能下，尿不得出。这种认识与西医学所认识的膀胱充盈导致胎头下降受阻是一致的。同时，余医还准确地推断出产妇之前可能有跌仆闪挫史，才造成胎气下坠。这种福尔摩斯般的推断能力若不是因为余医具备扎实的医学理论和极其丰富的诊疗经验，是万万达不到的。

更为神奇的灯草加洋烟的治法随后上演。胎气和膀胱两相挤轧，互不相让，如何让胎气上提，小便通畅，是治疗的关键。灯草刺鼻，产妇喷嚏，肺气得宣，则下窍得通，这正是提壶揭盖法的巧用。洋烟在当时的民间是比较普遍的，也就是鸦片，是医学上的麻醉性镇痛药。产妇吸洋烟三筒，精神放松，宫缩缓解，胎气得以上提。我们现在因为可能会对胎儿神经系统造成危害不提倡用鸦片镇静，但在当时，余氏能运用这样的方法救急却也有其可取之处。余氏巧妙地应用了两样日常用品，下窍一通，胎气一提，两相退让，则产道通畅，分娩顺利，一场危机就此化解，真可谓四两拨千斤。

余氏第一次被问及是否需服催生药，答案是否定的，第二次被问及，才提出服用胃苓汤加味，至服药时，还未喝下胎儿已娩出。胃苓汤在本案中的作用，其实更大程度上是对患者及家属的一种安慰和一剂强心针而已，并非真正以此催生。由此可见，余氏不仅知病，更是知人。

余氏对此案的描述文字平实，并无过多渲染，但今人读之，却能感受其在惊心动魄中的举重若轻。产妇正在危急之时，母子安危堪忧，家人必焦虑恐慌，余氏不慌不乱，明察秋毫，有理有据，判断准确。最为可贵的是于此危急之时，不仅没有下重药，反而以家常之物轻松取效，并且在实施前就胸有成竹，足见其治疗胎产疾病经验之丰富，着实令今人叹为观止。

医者有时如剑客，能做到手中无剑，心中有剑时，所谓方、药都是招式而已，无方无药也能治病。

胎前吐泻

案 吐泻腹痛，洋烟取效案

常熟支塘邵聿修先生，余忘年友也，医道之识见心思，超人一等，而喜《景岳》《医通》两书，偏于甘温，其生平为人，性直气爽，不谈人短，不攻同道，不恃己才，不耻下问，深可敬也。余每过之作长夜谈，娓娓不倦。余有过，彼戒之；余有善，彼赞之。天不永其寿，丧我良友，余深惜之。前在范云亭处会诊，与余论医，谓治病贵乎镇静，不可轻投药石，治孕妇之病，尤宜加慎。前老妻妊娠七月，忽起吐泻，腹痛不堪，举家惊惶，即请稳婆。有曰欲小产矣，有曰欲坐草[1]矣，有曰尚未及时，言语杂乱。余诊其脉，尚未离经，痛在胃脘当脐，并不在少腹，而腰亦不痛。令众人不必扰乱，且与洋烟吸三四筒，妊妇已醉，倦而酣睡，使人皆出房，听其安眠，至明午始醒，而诸恙霍然矣。过二月举亦男，今已十一岁矣。故妊娠有病，断不可杂药乱投也。

【注释】

[1] 坐草：指妇女临产、分娩。

【赏析】

此案起于余氏对邵聿修先生的怀念。邵聿修先生（1818－1886年）为与余氏同时代的常熟名医，年长余氏近三旬，从案中文字可以看出，二人亦师亦友，过往甚密。余氏赞邵先生为医之技高，敬邵先生为人之德馨，既是挚友，也是诤友。从余氏恳切的言辞中，我们能感受到，得友如此，为其一生之幸事，失此良友，不禁哀叹。所谓同气相求，余氏之重德由此可见一斑。余氏所评价的"不谈人短，不攻同道，不恃己才，不耻下问"也是为医之人应该时常提醒自己的准则。尊敬同道，谦虚求学，保持一颗开放包容的心，才能在从医的道路上越走越远。

本案以胎前吐泻一例说明邵先生所论之"治病贵乎镇静，不可轻投药石，治孕妇之病，尤宜加慎"的原则。妊娠七月，突发吐泻，腹痛难忍，举家慌乱，担心早产。余氏沉着冷静，未投一针一药，嘱孕妇吸洋烟三四筒，次日孕妇诸恙豁然而解。

此前胎压膀胱案中余氏曾经用过洋烟升提胎气，本案是第二例使用鸦片的案例。那么鸦片在本案中到底发挥了什么样的作用呢？是鸦片缓解了吐泻或腹痛吗？要回答这个问题，我们首先要分析余医诊断的思路。妊娠七月出现腹痛症状，当然需与临产的征兆相鉴别，明确诊断是正确施治的前提。余医从脉象和腹痛的部位两个方面进行了鉴别——首先脉未离经（可参见胞阻案中离经脉的词解），不当临产；其次腹痛部位在胃脘，且腰不痛，可见不是临产的宫缩。那么这种腹痛如何处理呢？从医案中我们无法明确判断吐泻发作的具体原因是饮食不洁、寒热内侵或是情志不畅，而余医诊病时孕妇当是吐泻已缓解而腹痛仍作，推测为吐泻之后邪气已去，但胃气仍不和之故。此时众说纷纭，想来孕妇必紧张慌乱，肝气不舒则可致肝胃不和，加重腹痛症状。此时以洋烟镇静安眠，无异于安神定志，舒缓肝胃之气机，次日自然诸恙豁然。因此，洋烟在此案中其实是间接地发挥了治疗作用。当然需要强调，洋烟的使用有其认识的局限，现在我们是不会使用鸦片来缓解这样的情况的。

"妊娠有病，不可杂药乱投"必须建立在对疾病的准确认识和把握的基础上。如确需用药，当本着"治病与安胎并举"的原则谨慎组方用药，使母胎平安。

滑　胎

案　肾阳亏虚，胎失所养案

余在师处见一施姓妇，年未三旬，每受妊至三月，即小产，已经三次。是年受妊近三月，恐其又滑，就诊吾师。此妇面色㿠白，而略兼青色，口淡不渴，饮食不能克化，脉细濡而形寒。吾师进以附桂八味汤，服十余剂，面色稍红，饮食稍进。谓其夫曰：不必服药，惟每日服附桂八味丸三钱，服至临产，自然母子俱安。后果无恙。

余问师曰：方书所载，胎前忌热，产后忌凉，胎前忌泄，产后忌补，何以此妇胎前反多服热药？师曰：譬如瓜果结实，贵在天气之温和。人之养胎，亦贵阴阳调和。人之体热火旺而滑胎者，如瓜果方结，曝日亢旱，雨露少滋，自然叶萎而果落，故宜用凉药以润之，使热去而果自可保。寒体滑胎[1]，如花后结果，阴雨日久，天气寒凉，无阳和之气，果亦不克长成，故服热药，使其阳气舒发，阴寒去而果乃可保。若拘于成书治病，即无从下手矣。况安胎本无成方，热者清之，寒者温之，气血不足者固之补之，气血有余者，理之和之，所谓大匠诲人，能与人规矩，不能使人巧也。

【注释】

[1] 滑胎：凡堕胎或小产连续发生 3 次或以上者，称为"滑胎"，即西医学中的复发性流产。关于本病的描述首见于《诸病源候论》，滑胎病名则始于清代。

【赏析】

本案借一例滑胎的案例阐述了产前安胎不必拘泥于忌热的理论。

女性体质特点为"阳常有余，而阴常不足"，孕后气血下注冲任以养胎，母体呈现相对的阴血不足，易于虚火上炎，因此，胎前用药往往忌热。妇女产后则因产时失血耗气，阳气易于随之耗散而不足，故产后忌凉。这样的思想影响了一代一代的医家，泥古者被其约束，畏首畏尾，而变通者则师古而不泥古，善于灵活把握。

本案例即为余氏老师费兰泉先生以附桂八味丸治疗滑胎的案例，从患者的症状和舌脉来判断，阳虚的证候并不难以辨别。费先生果断嘱患者服用附桂八味汤，面色饮食好转后改用小剂量丸剂以图缓效，且避免过用辛热引起燥热伤阴。

费先生回答余氏的问题时，以植物结果喻妇人养胎，说明胎儿的长养既依赖于阴血的滋养，也不能缺少阳气的温煦。妇人体质及病因各有不同，临床诊治必须辨清寒热，热者清之，寒者温之，方可中病，切不可拘泥于产前产后。这种认识正是中医辨证论治原则的应用，是中医的精髓所在。可惜，在临床实践中，这样的原则常常被成见所掩盖。

早在《金匮要略·妇人妊娠病脉证并治》中就载有多首治疗妊娠疾病的方剂。其中，温热的和寒凉的方剂兼而有之，一寒一热的代表方分别为当归散和白术散。当归散由当归、芍药、黄芩、川芎组成，功能养血清热而安胎；白术散由白术、川芎、蜀椒、牡蛎组成，功能健脾温中而安胎。后世医家在此基础上多有发挥，尤以朱丹溪提出的"产前安胎，黄芩、白术为妙药"之说对后世影响最大，使得后世很多医家颇倾向于清热安胎。

我们阅读文献时会发现，历代医家在产前用药时并非如此拘泥。如《妇人大全良方·妊娠门》中载有乌雄鸡汤、艾汤、补胎方等以吴茱萸、艾叶为君药的温热性安胎方剂。《景岳全书·妇人规》中指出："胎气有寒而不安者，……宜用温胃饮、理阴煎之类加减主之。"此类论述不一而足，因此所谓"胎前忌热"并不是普遍适用的准则，只是被一部分医家过度推崇而已。

本案强调了胎前用药需辨明寒热、当温则温的重要性，很值得我们借鉴参考。所有前人的经验之谈都不能高于辨证论治的原则，否则就违背了中医的根本。

产后咳痢

案 气血两虚，巧妙进补案

常熟大东门外万兴祥茶叶铺执事胡少田先生之妻。

素未生育，至三十九岁始有娠。怀孕七月，始则咳嗽，继则下痢，初则不以为意，临产颇难，产下未育，心中悒郁，肝本乘脾，咳嗽下痢更甚。邀余诊之，余曰：虽云新产，年近四旬，气血本弱，况产前咳嗽，本属土不生金，子反盗母气，脾胃反虚，清气下陷，转而为痢，咳痢已有三月，又兼新产，名曰重虚。若多服益母草等味，再破血伤阴，《内经》所谓损其不足，且有无虚虚、无盛盛之戒。余进以十全大补汤，去肉桂，加枸杞、菟丝、杜仲、饴糖等味。众曰：产后忌补，断断不可。余曰：放心服之，如有差失，余任其咎。服后当夜咳痢均减。明日再进。其姑曰：产后补剂，胜于鸩毒，必致殒命。余谓少田曰：既令堂不信，君可另请妇科开方，暗中仍服补剂，免得多言，使产妇吃惊。同道董明刚曰：此计甚善。余即回城，托明刚依计而行。余回寓，使人赠少田人参二枝，曰：不服人参，下焦之气不能固摄。少田即煎人参与服。其母知之，执持不可，后将达生编与众人阅看，产后并不忌补，其母始信。服后安然无恙。后再服数剂，咳痢均愈。此症若泥于产后忌补，或惑于人言，冷眼旁观，以徇人情，免受人谤，将何以执少田之知己乎？然产后服人参败事者，亦复不少。惟药不论补泻，贵乎中病，斯言尽之矣。

【赏析】

本案为孕期发病持续至产后的咳嗽兼下痢的病例，余氏以大补之剂治愈。

本案患者属高龄初产，气血本就偏虚，孕期气血下注养胎，气血更虚。产前土不生金，子盗母气，在上肺气失宣而咳，在下脾气下陷而痢。咳痢日久，兼分娩耗伤气血，更兼产后情志抑郁，肝木乘脾，使得咳痢症状进一步加重。此证无疑是多种病因共同作用下的气血两虚证。

余氏对此证胸有成竹，给予十全大补汤加减补气养血，去肉桂之燥热以防重伤其阴，酌加补肾益气之品先后天同补，以求中下焦之气均得以固摄。但即便当晚症状即减轻，产妇家属仍不愿让产妇继续服用补益中药，称产后的补药胜于毒药，可见当时"产后忌补"的观念有多么根深蒂固。可以想象，这样的证候如果使用活血祛瘀生新的方剂，必定会犯"虚虚实实"之戒，不但不能治愈本病，反而会加重病情。余氏坚持自己的治法，设计隐瞒产妇，甚至还赠送人参二支，足可见余氏除医术之精湛外，对患者的关切之情也颇深厚。

"产后忌补"之说的盛行，可能与民间对"产后多瘀"的认识有关，认为产后大补易使气血凝滞不畅，阻碍恶露的排出，对于产后复旧不利。如清代傅山在《傅青主女科》中所述"生化汤"被奉为产后通用方，方能活血化瘀，去瘀生新，其加减可治疗产后多种疾病。

而在历史上，自金元时期朱丹溪认为产后有病，应先固气血，且明确提出"产后一切病，多是血虚，皆不可发表"之后，明清大多医家都遵从其观点主张产后宜补。如清代沈金鳌所著《妇科玉尺·产后》云："故产后之疾，先以大补气血为主。纵有他疾，亦以末治之。或欲祛邪，必兼补益，此大较也。"其他著作如明代武之望所著的《济阴纲目》、清代妇科专著《女科经纶》《女科切要》《妇科玉尺》等都有相关的论述。但也有医家有不同观点，如清代闵纯玺在所著《胎产心法》中列"产后大补须分虚不虚全实三证论"，指出产后治法应分虚实行补泻。明代张景岳在临床运用后逐渐领悟到朱丹溪所言"虽有理而未免言之过也"，他在《妇人规·论产后大补气血》中明确指出："凡产后气血俱去，诚多虚证。然有虚者，有不虚者，有全实者。凡此三者，但当随证、随人，辨其虚实，以常法治疗，不得执有成心，概行大补，以致助邪。此辨不可不真也。"这正是余氏之见，也是我们现在治疗产后病所遵循的原则，即"不拘于产后，亦不忘于产后"的原则。可见，产后补泻并无定法，临证审明虚实方为要务。

产后中暑

案 暑热外感，气营两伤案

昭文幕友张筱洲之妻。

生产正在酷暑，新产两朝，猝然神昏颠倒，言语错乱。余诊之，见喘息气粗，脉洪数极大，汗出如珠，口渴烦躁。余曰：此乃热中于里，逼阴外出而大汗，仲景白虎证也。即将席置地上，令产妇卧于地，用盆置井水于旁，使其安卧片时，神识渐清，气亦渐平，脉亦稍静。即拟仲景白虎合竹皮、竹叶之意，进以石膏、竹茹、竹叶、知母、白薇、鲜石斛、益元散、绿豆衣、丹皮、花粉、青荷叶、西瓜翠衣、甘蔗汁，大队甘寒之品。服后至晡，神清热减。仍令其移卧于床，进以稀粥，仍以甘凉之剂调理而愈。若拘于产后不可见风，不得服药，此症岂能挽回？琴地风俗，新产之后，往往窗户密闭，帏幔重遮，酷暑不异严寒。以致产妇汗多伤阴，而变为郁冒[1]痉厥者，或竟有触秽中热而死者，不亦大可异哉。

【注释】

[1] 郁冒：为产后三病之一，为古代医家对产后常见病的概括。《金匮要略·妇人产后病脉证并治》曰："新产妇人有三病，一者病痉，二者病郁冒，三者大便难。"其中，郁冒指产后亡血伤津，气虚腠理不密，复感外邪，导致的头眩目督等症状。

【赏析】

此案为产后中暑案，不仅论及产后中暑的治疗，还谈到了产后调摄的误区。

中暑为常见病，多发生在酷暑炎夏之季，因感受暑热之邪，暑为阳邪，易耗气伤津，引起高热汗出、口渴心烦，倦怠乏力等症状，严重者暑邪入里，扰乱心神，引起烦躁、昏迷，甚至会危及生命。所以中暑一旦发生，需要积极迅速地处理，避免危急情况的发生。

本案中产妇发病急骤，很快出现神志昏乱，并表现出大汗、大热、大渴、脉洪大的白虎汤证，属于阳暑，自当清暑退热、养阴益气为法进行治疗。余氏首先将产妇平放于地面，置井水在身旁，这是一种简便快捷的物理降温方法，使患者神识、气息和脉象均有所改善。之后余氏再给予白虎汤加味，加入大队甘寒药物养阴清热，配合饮食调理，暑热祛而气阴复。

产后中暑的发生常与产后调摄不当有一定的关系。产后因分娩时用力耗气失血，易造成气血俱虚，卫表不固，故产后应避风寒，防止外邪入侵，防止产后身痛等疾病的发生。如《妇人大全良方·产后门》中谈到产后调护时云："高倚床头，厚铺茵褥，遮围四壁，使无孔隙，免被贼风。"这样的观念和做法一直流传到现在，被认为是产后调摄中最重要的一项。但是，产后避风寒也应顺应季节气候特点把握分寸，如余氏所言，酷暑不异严寒则易导致汗多伤阴，甚至触秽中热而死。即使在现代，这样的案例也偶有发生，如2015年8月，上海就有一名产妇在产后十日因"捂月子"发生重症中暑而死亡。可见，产后调摄中的"避风寒"并不能等同于"捂月子"，尤其在夏季，适当通风，保持室内空气清洁新鲜，并避免室内温度过高是非常必要的。

余氏以此案告诫医者不可拘泥于"产后不可见风"的局限认识，对我们现在的临床仍然具有指导意义。

产后气脱

案　难产失血，气随血脱案

辛卯冬，余至五渠夏宅诊脉，回至舟中。有陆二官，余之仆也，其妻追至舟中，云：家中伫媳病重，欲邀余诊。余因有别事，不能逗留。陆二夫妇匆匆回家。余亦反棹，已去里许。余在舟中忖之，看陆二夫妇惊惶失色，必病势危急，若袖手不救，于心何忍，即停舟步行至其家，见其家中聚集多人，病人势已临危。余即问其病情，因孖[1]胎难产，去血过多，气脱矣。余即诊其脉，已绝，目瞪直视，牙关紧闭，用火刀撬之，舌缩色白，面色如纸，肢体俱冷。余即将艾叶灸其小足指外，两炷，稍能伸缩。余曰：未必竟死，此乃气随血脱也，若不急救，三四时气必绝矣。用黄芪四两，当归二两，炒枣仁三两，煅牡蛎四两，煅龙骨一两，炙甘草三钱，炒淮麦三钱，红枣三两，炒白芍六钱，桂枝钱半，桂圆肉二两，茯神二两，党参四两。给其药资一元。将大罐煎沸，以气熏其鼻，频频灌之，再添水煎，再熏再灌，共服十余碗，肢体渐渐转热，至四更始醒。此症若从市医产后忌补，聊将生化汤塞责，必死无疑。余之亲历产后，每每当补宜速补，决不敢因循误事，以致不救。

【注释】

[1] 孖：双生子。

【赏析】

余氏在民间获"医仙"称号，正是因为他医术高超，常常有起死回生的本领，而在当时，产后的一些危急重证并不少见，往往成为他施展才能的舞台，同时医德的高尚也是他在民间广受崇敬的原因。本案即为产后出血引起的气脱证，余氏因心系病人，不忍袖手旁观而返回，悉心诊治，并施与药资，产妇因此生命才得以延续。

　　本案患者病史清楚，为产后失血过多引起，也属于"产后血晕"的范畴。余氏来诊时产妇脉已绝，牙关紧闭，肢体已冷，生的希望甚为渺茫，但余氏并未就此放弃。首先用艾灸小足趾外侧至阴穴的方法，两炷后，小趾竟可略微伸缩活动，可见产妇虽气随血脱但尚未气脱至绝，此时急当抢救，尚有转机。

　　此证显然为气随血脱的虚证，如按照常规以生化汤活血祛瘀，必致产妇的死亡，余氏则立即给予补气摄血之剂。方中重用黄芪、党参以补气升阳，兼养血摄血，防止阳气进一步耗散，配伍当归、红枣、桂圆肉、炒白芍养血益阴，更配伍煅龙骨、煅牡蛎加强收敛固涩之功，茯神、淮小麦、炒枣仁养心安神，并佐以桂枝温通血脉，甘草调和诸药。方中既寓归脾汤益气养血安神之意，又含甘麦大枣汤养心安神之功，且用药剂量均较大，全方既益气摄血，又养血摄神，气血得以固摄，神识方可有所依附。

　　此外，在危急的抢救过程中，煎服方法往往也很关键，余氏嘱家属先以药气熏鼻，刺激患者苏醒，再灌服热药汤，如此反复多次，使药力持续，方能使耗损的阳气短时间内得以部分恢复，肢体转暖，继而心神得以收敛而转醒。

　　本案是产后失血引起的气脱急症，但余氏并未用回阳救逆、益气固脱的四逆汤、参附汤、独参汤等重剂，而是以补气养血、摄血安神之剂取效，让看似平淡无奇的方药发挥了出人意料的功效，这何尝不是余氏"医仙"称号的又一注解。

产后血脱

案　血虚气弱，内风煽动案

常熟塔前高姓妇。

十一月二十九日生产，至十二月朔，下血甚多。请王姓医治之，进以当归、杏仁、冬瓜子等，又方加以肉桂。初五邀余诊之，脉芤而无力，面色㿠白，唇舌俱白，毫无华色，神气疲乏已极，口唇掣动。余诊之曰：此气随血脱，血虚则内风煽动，宜遵血脱先固气之法，非大补不可。立方党参一两，黄芪一两，枸杞一两，当归三钱，白芍二钱，桂枝五分，炙草六分，龙骨三钱，枣仁五钱，茯神三钱，红枣十枚，桂圆肉十粒。服后神气略清，精神渐振。照方减半，又服二剂。惟小便自遗，大便不更，此系神气不固，血液亏损，津液不能敷布大肠。又改方淡苁蓉三钱，杜仲三钱，杞子五钱，潼沙苑三钱，白芍二钱，菟丝子三钱，蒲黄炒阿胶二钱，红枣五枚，桂圆肉六枚。服后小便遗止，大便已通。后服和营理气，调养肝肾而痊。俗云产后忌补，不可执一而论也。

【赏析】

此案又是一例产后出血症，属于"产后血晕"的轻证，经余氏诊治后转危为安。

产妇产后出血量大两日，某王姓医生不辨虚实寒热，先给予活血利水之剂，后给予肉桂补火助阳，五天后余氏见到产妇的时候，产妇已气随血脱，虚风内动，表现出明显的气血匮乏，筋肉失养的症状，余氏当机立断，给予补益气血，养心安神之剂。

本案中用方与前一个医案产后气脱所用方剂组方基本一致，我们可以通过对比来分析和理解两案的区别和余氏用意的不同。两案用药之不同在于三点：一是用药剂量不同，本案用药剂量较产后气脱案明显减少，均在一两或以下；二是组方略有不同，本案方中较产后气脱案增加了枸杞，而减去了淮小麦；三是煎服法的不同。

两案虽一为血脱，一为气脱，实则均由产后大量失血引起，但病情程度不同，产后气脱证患者因失血过多，气随血脱，神失所附，已发展至厥脱证，生命危在旦夕，而本案因失血而肢体失于荣养，面白神疲，口唇抽动，虽血脱气虚但未致气绝。气脱者必补气，血脱者补血同时必先固气，故两案治疗原则均为大补气血，同时收敛心神。两方用药剂量的显著差别反映了病情的轻重，也体现了峻补和缓补的区别，气脱证为血晕重证，需大剂量峻补以快速恢复元气，本证则为血晕轻证，常规剂量补气以摄血，起效后调理善后以求缓图。血脱证以失血为主，故加枸杞配当归、红枣、桂圆肉养血，本证神气耗散，故加淮小麦配伍红枣、甘草养心安神，体现了证候的侧重不同。煎服法方面，气脱案频频灌服，使药力持续，且温热药汤可助补充阳气，意在一鼓作气，振奋神气；本案中虽未明确提及煎服法，推测为常规煎服，一剂起效后剂量减半继服两剂，接着根据机体恢复的情况分别用不同治法调养善后，意在循序渐进，抽丝剥茧。

本案最后，余氏再一次强调了产后病治疗时补泻原则的掌握当因证而异，不可执一而论。

产后血晕

案 败血上冲，血晕验方案

常熟吴恒和茶铺老太太。

云其年轻时产后必要血晕，连生数胎皆然。诸方中惟苏木煎汁，冲入陈酒、童便服之为最妙。因己亲试，故嘱余志之。

【赏析】

本案记录了产后血晕的一个验方。

产后血晕是产后的危急重证之一，表现为产妇分娩后突然头晕眼花，不能起坐，或心胸满闷，恶心呕吐，痰涌气急，心烦不安，甚则神昏口噤，不省人事。可与西医学的"产后出血"和"羊水栓塞"互参。

历代医家对产后血晕的认识，给后人奠定了良好的基础。隋代《诸病源候论》已认识到产后血晕病机有虚实两端，"亦有去血过多，亦有下血极少，皆令晕。若产去血过多，血虚气极，如此而晕闷者，但烦闷而已；若下血过少，而气逆者，则血随气上，掩于心，亦令晕闷，则烦闷而心满急。二者为异"。唐代《经效产宝·产后血晕闷绝方论》首次提出以烧秤锤江石令赤，淬醋熏气促其苏醒的外治法，并提出多条急救方。宋代《妇人大全良方》对该病的症状描述"眼见黑花，头晕目眩，不能起坐，其致昏闷不省人事"，与今人认识基本相同，主张"下血多晕郁者……补血清心药治之，下血少而晕者……破血行血药治之"。明代《景岳全书·妇人规》从虚实两端辨证施治，主张虚者以人参急煎浓汤益气摄血；实者宜失笑散活血化瘀。

本案记录的方剂组成为苏木、陈酒、童便，方中苏木为君，功能活血祛瘀，善治瘀滞引起的妇科诸疾，《新修本草》云："苏木主破血，产后血胀闷欲死者"，佐以陈酒温通血脉及童便化瘀并引败血下行，三药合用共奏活血祛瘀，引败血下行之功。本案并未谈及具体证候，但由组方可知，本方适应证当为产后血晕实证，表现为产后恶露不下或量少，少腹阵痛拒按，突然头晕眼花，不能起坐，甚至心下满闷，气促喘粗等，唇舌紫暗，脉涩。此方组方精炼，药少而力专，煎服方便，为产后血晕实证急救的有效方法之一，可供今人参考。

产后溲难

案 误治伤阴,虚火内扰案

徐汉泉妻。

新产后小溲涩少而艰难,邀数医治之,俱罔效。后请江阴周姓医,进以五苓加通草、瞿麦之类。服后小溲频数而极少,一夜数十行,出如箭速,而子门[1]如烙,热痛非常,发热口渴烦躁,病势甚危。邀余诊之。余曰:仲景云产后小溲少者,无血也。若以淡渗苦泄,更伤其阴液,则小便更少,而热更甚。急养其阴,自然溲长而虚阳亦潜。进复脉、增液合导赤汤法,生地一两,麦冬五钱,玄参四钱,阿胶三钱,天冬二钱,石斛五钱,生草梢一钱,生牡蛎一两,生龟甲一两,西洋参二钱,煎浓汁饮之。小溲频数渐减,烦躁发热渐安。服三剂,热痛已平,小溲清长。后服甘凉咸寒十余剂而愈。所以产后温邪热病,伤阴劫液,以致水源竭涸,为医者又复用淡渗利水,何异操刀杀人乎?临症时急宜留意焉。

【赏析】

本案为产后小便不通案。本病首见于《诸病源候论·产后小便不通候》:"因产动气,胞转屈辟,不得小便故也。亦有小肠本夹于热,因产水血俱下,津液竭燥,胞内热结,则小便不通也。"产后小便不通多发生在新产后,尤其产后数小时内,其发生多由于肺气的通调、脾气的转输及肾气的开阖失调,影响膀胱气化功能所致,临床上虚证实证皆有,治疗时或温阳化气,或通利水道。

本案中产妇小便涩少,排出困难,数名医生治疗无效后,一名周姓医生治以五苓散温阳化气、利水渗湿,加利湿通淋之品,结果产妇不但小便涩少不缓解,同时还出现了阴部灼热疼痛、发热口渴烦躁的热象。产妇何以在利尿后出现了如此严重的燥热之象呢?是实热还是虚热呢?此时当着力清热吗?要回答这几个问题,首先要明确本案中小便不通的病机何在,而对病机的准确把握也正是余氏治愈本案的关键。

产褥期是女性一生中要经历的一个特殊生理时期，此时因分娩时耗气伤阴失血等，极易造成产后气血虚或阴血不足的病理生理基础，如果产妇素体本虚，则产后的虚损更为加剧，容易变生各种产后疾病，产后小便不通的发生也不例外。从本案中产妇服药后的症状变化可知，通过淡渗利水，产妇阴液重伤，更无小便可下，同时导致阴不潜阳，虚火下灼阴户，上扰心神，变生诸症。因此，这时的当务之急必不是一味通利，而是应该通过养阴增液，壮水以制阳光。余氏运用三甲复脉汤加减滋阴潜阳，增液汤增液润燥，再合甘草梢及生地取导赤汤养阴清热利水通淋之意。纵观全方，以养阴增液为主，甘寒清热为辅，少佐生甘草清热而止淋痛，并无一味专事利尿通淋的药物，然而产妇服三剂热痛消除，小便清长。可见，余氏辨证准确，用药也效如桴鼓。

本案的成功在于余氏对产后妇女生理病理特点的深入认识及产后病施治原则的灵活运用。张景岳在《妇人规》中论及产后病治法的禁忌，"观《病机机要》云：治胎产之病，当从厥阴证论之，宜无犯胃气及上二焦，是为三禁，谓不可汗，不可下，不可利小便。发其汗则同伤寒下早之证；利大便则脉数而伤脾；利小便则内亡津液，胃中结燥"。文中提到的产后禁汗、禁下、禁通利小便，至今仍然被妇科医家所遵从。

血 分

案 水与血结，经水不利案

常熟旱北门吴姓女，十九岁。

经停四月余，饮食如常，脉亦不涩，肌肉不削，不内热，不咳嗽。其父母恐停经而成干血。余曰：饮食如常，肌肉不削，少腹胀硬，此乃水寒与血互相胶结于血室之中，若不趁其正气旺时攻之，待至日久，正虚难以再攻。即以瞿麦、桃仁、红花之类，罔效。再以归尾、红花、肉桂、三棱、莪术、延胡、五灵、炮姜、桃仁等品，服百余剂，不效。自六月至十月，少腹渐硬，诸药不效。至十二月，余适回孟河度岁，请某姓妇科，服以四物等汤，恐其血虚，经不能济，先养其血，少腹更硬。又延某医治之，曰：被余某破血太甚，急宜补之。进以四君、补中益气之类，少腹仍然。二月，余回琴，仍邀余诊。少腹胀硬，令其母扪之，其冷如冰，痛不可言，肢冷面青。余曰：水与血互结血室，下之亦死，不下亦死。既是血虚，岂有服三棱、莪术、归尾、桃仁等百余剂而不死者耶？余即进桃核承气汤，大黄四钱，桂枝一钱，炙草一钱，芒硝二钱，桃仁三钱，陈酒和水煎，分三次服。初次服下，小便中即下黄腻水，连服三次，连下三次，腹痛稍缓，神气极疲，少腹稍软。明晨，余恐其过下气脱，即进以活血理气之品，血仍不下，腹痛更甚。再进以桃仁承气汤，送下抵当丸，不料腹痛欲厥，即以艾叶煎汤，洗熨少腹，下黄腻水更多，又下紫血块数枚，而痛即止。两月后，信水如常，至九月出阁，强健如昔。余读《金匮》仲圣有瘀血在少腹，或水与血结于血室，大黄甘遂汤、下瘀血汤、抵当汤，皆非大黄不可，因大黄是血分之下药也。此症若不遵古训而不用大黄，虽三棱、莪术千剂，亦徒然耳。所以仲景之书不可不读也。

【赏析】

本案为血分病案。血分为病证名，指妇人先有经水不通，而后得水气病。《金匮要略·水气病脉证并治》中论述了血分的病机和表现："寸口脉沉而迟，沉则为水，迟则为寒，寒水相搏。趺阳脉伏，水谷不化，脾气衰则鹜溏，胃气衰则身肿。少阳脉卑，少阴脉细，男子则小便不利，妇人则经水不通，经为血，血不利则为水，名曰血分。"余氏根据本案患者的证候表现诊断为"血分"。"血分"病名现代已不常用，本案患者以经水断绝数月为主要表现，属于中医学妇科"闭经"的范畴。

本案患者病程较长，经多个医生诊治，过程中多次调换方剂均未见效，可见其难治，最终余氏以桃核承气汤合抵挡丸治愈。诊治本证的关键在于以下两点：

一为明辨虚实。历代医著对闭经的论述颇多，《金匮要略》认为"因虚、积冷、结气"是闭经的病因。《仁斋直指方·妇人论》指出："经脉不行，其候有三：一则血气盛实、经络遏闭……一则形体憔悴、经脉涸竭……一则风冷内伤，七情内贼以致经络痹满。"因此，闭经的病因病机有寒热虚实之分，临证必须辨明。本案中，余氏首诊时根据患者饮食、肌肉、腹部情况判断本证并无虚象，而是水与血胶结在下腹所致，因此给予活血化瘀、破血通经方药。但服药百余剂还未见效之际，患者又服用了其他医生开的补气养血的方剂，反致病情加重。患者实证未去，所补之气血除了加重下焦的瘀滞，还能有什么功效呢？这也反证了本证为实证无疑。

二为巧用大黄。本证如确为实证，余氏在用桃核承气汤和抵挡丸之前所选的活血通经方药为何无效呢？关键就在于大黄的运用。大黄苦寒，既可泻下攻积，推陈致新，用于积滞便秘，也有较好的活血逐瘀作用，可下瘀血，主治妇女瘀血经闭。《金匮要略》中主治下焦蓄血所致少腹硬满、经闭、产妇腹痛等病证的诸多方剂中均有大黄及桃仁，可知此二药为破血通经之要药，尤其大黄以其攻逐之力行下瘀之功，逐瘀通经的作用较强。本案患者一个突出的症状就是少腹胀硬，为以大黄下瘀血的适应证，初用桃核承气汤后，由小便中排出黄腻水，腹满腹痛症状稍缓，但血仍不下，余氏大胆再以桃核承气汤送服抵挡丸。抵挡丸除大黄和桃仁外，配伍破血逐瘀的水蛭、虻虫，逐瘀之力更在桃核承气汤之上，用于瘀结日久之证。两方合用，如双剑合璧，如虎添翼，使水和瘀血俱下，腹满腹痛症状即止。由此可见，虽均为活血化瘀方剂，有无大黄却疗效迥异，大黄治疗血瘀经闭之功由此可见一斑。

　　此外，本证虽为实证，却非热证，反而腹部胀硬疼痛，扪之冰冷，为实寒证。而大黄苦寒，桃核承气汤功能逐瘀泻热，然方中配桂枝、陈酒可制约大黄之寒。在汤丸内服后，腹痛反加重，此乃小腹瘀滞将下未下之征兆，余氏另以艾叶煎汤洗熨少腹，与桂枝相配加强温通少腹血脉之功，助内服药物一臂之力，这才血下痛止。本案实为桃核承气汤和抵挡丸巧治寒水与瘀血互结证的一个范例。

黄 带

案 脾肾不足，湿浊下泄案

常熟东乡某姓妇。

就寓诊云：带下黄腻水，终日淋漓甚多，且臭秽不可近。诊后椅垫皆湿，腥臭不堪。余思五脏五带，黄带属脾经湿热，清气下陷，不能固摄。然病已半年，亦难速效，姑拟补中益气法，原方去当归，加菟丝、龙骨、牡蛎。使其清气上升，脾有约束，以菟丝、龙骨、牡蛎堵截其下焦，亦杜撰不经之见。不料服三剂，病已霍然。余亦不解其妙。

【赏析】

带下为妇科常见病之一，指带下量明显增多，色、质、气味发生异常，或伴有全身或局部症状者。本案患者带下量多、色黄、质稀、味臭秽，属"五色带"中的"黄带"。

清代名医傅山所著《傅青主女科》卷首即论"带下"，并首次分列青、赤、黄、白、黑五色带及各自的治法，对后世影响深远。对于黄带，傅山云："妇人有带下而色黄者，宛如黄茶浓汁，其气腥秽，所谓黄带是也。夫黄带乃任脉之湿热也。……法宜补任脉之虚，而清肾火之炎，则庶几矣，方用易黄汤。"易黄汤至今仍是临床是治疗脾虚或脾肾两虚、湿热下注的常用方剂。

本案中患者病属黄带，并未提及其他症状和舌脉。余氏宗傅氏之说，辨为脾经湿热下注，任脉不固，带脉失约，且病情缠绵半年，必有脾气不足，清气下陷，固摄失职。此时，当先清湿热，还是先益中气，抑或二者兼顾，治法当有所选择。从病案中猜测，余氏考虑本病病程日久，难以速效，拟先给予补中益气方剂以控制病势，减少带下量后再投健脾清热祛湿之剂以求痊愈。服三剂后即病愈是余氏也未曾料到的结果，但既有此速效，用方必为对症之剂。

余氏在补中益气汤原方基础上去当归，加菟丝子、龙骨、牡蛎，"堵截其下焦"，自谦为"杜撰不经之见"。但既有此疗效，这样的"杜撰"也绝非无稽。菟丝子辛、甘、平，为平补肾阴肾阳之品，用于肾虚证，并可固精缩尿。龙骨和牡蛎均有收敛固涩之效，可用于各种正虚滑脱之证，是治疗妇科崩漏、带下的常用药对。诸药合用，健脾益气升阳为主，佐以补肾固涩收敛。

本证用药后能迅速起效，我们不妨大胆回溯其可能的病机。本证虽为脾虚生湿而又化热之证，但体内精液滑脱日久，则可能由脾及肾，伤及先天，致肾气不固，则滑脱之势更不能止，此时黄水淋漓的原因可能是脾肾不足引起的湿浊下泄，热随带下而泄，因此热势反而不显。抑或患者黄水淋漓，而非带下黄稠，证本不属湿热，而属脾肾不足，精液滑脱，如张景岳在谈及淫浊和带下的区别时云："淫浊与带下之不同者，盖白带出于胞宫，精之余也；淫浊出于膀胱，水之浊也。……然带由脾肾之虚滑者多；淫浊由膀胱之湿热者多，此其所以有辨也。"补中益气汤加菟丝子配合补中益气汤起到脾肾同补的作用，使得先后天之气得固，任带得以约束；合龙骨、牡蛎标本兼顾，收敛止带；诸药合用，亦补亦收，标本同治，实则起到了堵截下焦的作用。

此案或许为我们在临床上辨证治疗带下病提供了新的思路，也提示我们辨证治疗任何疾病都不可拘泥于一家之见。

阴 痒

案 年老血虚，风盛作痒案

余在业师费兰泉先生处，见师治一妪，年约五十余，阴痒半载，服黑归脾汤大剂三十余剂而愈。余不甚解，问之。师曰：治病所谓世传者，皆有祖父之遗法也。道光时吾族中某太太，年近六旬，阴痒数月。此时吾孟医道正盛，每以利湿清热之剂，或以炙肝片夹之，其痒更甚，彻夜不寐。后延孟河北乡贾先生，即以党参四两，桂圆肉四两，煎浓汁，分申、戌、子三次服尽，即能酣寐，至明日日晡时始醒，其病霍然。众问故。贾先生曰：高年血燥生风，诸公用利湿之品，利去一分湿，即伤其一分阴，湿愈利而血愈虚，血愈虚而风愈甚，其痒岂能止息？治法无奇，惟养血而已。众皆佩服。吾今日之用归脾者，亦东施之效颦耳。余后遇高年二人阴痒，亦宗归脾汤治之，无不应验。故志之以为世用，不敢负吾师之苦心耳。

【赏析】

阴痒是妇科的常见疾病，各个年龄段的女性都可患病，本案主要以余氏转述其业师费兰泉先生经验的形式阐述了老年妇女阴痒的辨治思路和经验。

临床上，阴痒主要分虚实辨证施治，虚者多因肝肾阴虚或精血不足，使阴部肌肤失养；实者多因湿热下注或湿虫滋生，浸淫或虫蚀阴中，因此治疗也必按照虚实补泻的原则进行。本案并未就阴痒做全面的阐述，而是提出了老年妇女阴痒的病因病机特点和治疗方案。

本案援引贾先生经验，明确提出老年妇女患本病的主要机制在于血虚生风，因此利湿更伤阴，只能加重风盛作痒，只有养血才能达到祛风止痒的目的。这和老年妇女精血亏虚的生理病理特点是密切相关的。

临床上，阴痒实证多而虚证少，也可见虚实夹杂证。中青年女性患本病较老年妇女为多，且多因摄生不洁、感受湿热虫毒之邪或肝经湿热下注等引起，往往属于实证，多用清热利湿、杀虫止痒之剂治疗，而老年妇女则不同。但在当时，很多医家不分年龄，不辨虚实，往往喜用清热利湿之剂，或以炙肝片纳入阴中以引虫外出。《景岳全书》等医籍中载有用炙肝片治疗虫蚀阴中所致的阴痒的方法，即"用牛肝或猪肝，切三寸长，大如钱，炙熟纳阴中，引虫出尽即愈"。当然，后一种方法是我们现在完全不认同的，以熟肉放入阴道极易引起细菌的滋生繁殖，反而可能使阴痒加重。

此案中包含了两个病例，均为病程较长的老年妇女阴痒，其中贾先生所治一例痒更甚，致心神不宁，夜不能寐。费兰泉先生的病例治以黑归脾汤，即归脾汤加熟地，既可健脾养血滋阴，又可安神助眠止痒。贾先生的病例则以大剂量党参、桂圆肉煎浓汁，仅两味药却效如桴鼓，让人惊叹。这两味药其实也是归脾汤中的主要组成，党参益气健脾，桂圆肉养血安神，不正是取归脾汤之意吗？余氏自此常以归脾汤加减治疗老年女性阴阳之证，疗效颇为显著。

值得一提的是这两味药分不同时段的服法，根据的是六经病欲解时的规律。申时至戌上为阳明病欲解时，子时则为太阴病欲解时，在足阳明胃经和足太阴脾经的欲解时服药，最利于脾胃功能的恢复，这应该也是患者症状迅速缓解的原因之一。

归脾汤是妇科临床上常用的方剂，常用于治疗心脾两虚所致的月经不调，而余医及费兰泉先生等则将之用于老年女性阴痒，方中并无一味祛风止痒的药物，而是治病求其本，这样的思路也给我们提供了很好的借鉴。

小儿初生撮口

案　出生撮口，牙龈僵硬案

小儿初生，或三四日，或一二日，牙龈忽硬，不能吮乳，是谓撮口。余大儿渭川初生三日，即牙龈僵硬，不能吮乳，以针刺牙龈上下数十针，用棉拭其血，稍能吮乳。明日牙龈仍硬，连刺四五日，出血甚多。初生小儿，受此痛楚，为父母者皆不忍。余故留心此症，后得一法，果有效验。次男渭耕初生亦然。即看小儿之两乳内，皆有硬块，如小荠大，可先将小儿之乳吮之，后即轻轻挤其乳，果有白色如米浆之乳汁并出，一日夜挤五六次，乳汁挤尽，牙龈肿硬亦平，即无患矣。余亲阅历之事，故志之以保婴儿也。

【赏析】

本案所说的"小儿初生撮口"应为现代医学中的新生儿"马牙"，是新生儿常见的生理状态之一，在口腔上腭中线和齿龈部位，有黄白色、米粒大小的小颗粒，因其状如脆骨，形似马的牙齿而得名。胎儿在6周时，就形成了牙的原始组织——牙板，而牙胚是在牙板上形成的，以后牙胚脱离牙板生长为牙齿，断离的牙板被吸收而消失，有时这些断离的牙板形成一些上皮细胞团，其中央角化成上皮珠，有些上皮珠长期留在颌骨内，有的被排出而出现在牙床黏膜上，即为"马牙"，它是由上皮细胞堆积黏液腺分泌物积留形成，数周后可自然消退，不影响小儿健康。

本案中，因受当时医疗水平所限，余氏认为马牙影响婴儿吸吮，要将它去除，如用针挑刺、用棉拭擦、挤乳等方法，但这些方法都是不可取的。

现代医学则认为婴儿口腔黏膜非常薄嫩，黏膜下血管丰富，而婴儿本身的抵抗力很弱，针挑和布擦损伤了口腔黏膜，容易引起细菌感染，易引起口腔溃烂、感染，发生口腔炎或骨髓炎，甚至败血症，危及婴儿生命，因此是不可取的。

新生儿在出生数日后，受母体雌激素作用切断而刺激生乳素释放的影响，可能出现乳房内硬结的现象，轻轻挤压可有乳汁，一般2～3周可自然消退。挤压乳头也是我们现在不赞成的做法，因为如果不慎把乳头挤破，会带进细菌使乳腺红肿、发炎，严重的甚至可能引起败血症。而且这种做法和马牙的消退也并无关系。

当出现"马牙"的时候，绝大部分都不需要特殊处理，而要顺其自然，等待其自行脱落即可，如有感染迹象应该及时到医院小儿科诊治，切不可用不恰当的方法自行处理。本案中所记录的民间验法因受当时医疗水平所限，并无理论依据，因此不值得借鉴和推广。

骨槽风

案1 血虚肝热，木旺克土案

一妇三十余岁。

气血素虚，痰饮喘咳时发，始以肝气入络，流走肢体，或痛或愈，后有气从左胁上窜颊车，引及项侧额角，抽掣极痛，按之炫热微肿。始皆疑体虚外风引及内风窜络，骨槽风[1]之见症也。初服清解祛风化痰，胸中痰饮气逆咳喘俱甚。进以二陈、苓、桂、术、甘、干姜、五味等服之，喘咳已平，胸膈舒畅，而颊颐作痛更甚，缠绵日久。余曰：肝为风脏，胆为相火，少阳之脉络，为水火升降之道路，阴分虚则肝热，虚风上扰，故升之则痛，降则痛止。肝血少，木失涵养，木旺克土，脾失运化，饮食积蓄，为停痰积饮。若顾此失彼，非其治也。当柔肝抑木，养荣健脾，治风先治血，血行风自息之意，用人参、当归、蒺藜、潼沙苑、制首乌、阿胶、煅牡蛎、枣仁、白芍、广皮、半夏、茯神、炙僵蚕、炙草、乌梅之类，服五十剂而愈。

【注释】

[1] 骨槽风：病名，又称穿腮发、穿腮毒、牙槽风、牙叉发等。指起于耳前腮项间，肿硬如小核隐于皮肉、渐大如胡桃，最后牙车腐坏的疾病。多见于西医学下颌骨骨髓炎患者。

【赏析】

该案患者先有气血素虚，痰饮咳喘，继而出现骨槽风。骨槽风有寒热之分，该案患者症见气从左胁上窜颊车，引及项侧额角，抽掣极痛，按之炫热微肿，为骨槽风之热证，病由肝胆风火挟痰循经上扰所致，余氏依常规治法予以清解祛风化痰之品，药后颊颐疼痛减轻，然胸中痰饮气逆咳喘加重，究其原因在于清解之品皆为凉药，凉药利于热而不利于饮。因为痰饮属于阴邪，其特点是得温则化，得寒则凝，仲景《金匮要略·痰饮咳嗽病篇》明确指出痰饮病的治疗大法为"温药和之"，余氏尊仲景之旨，进而以二陈、苓、桂、术、甘、干姜、五味等温阳化饮，药后痰饮得以温化，故喘咳已平，胸膈舒畅，但因热药助热，致使风火上扰之势加重，而颊颐作痛更甚。余氏以此警示后人，临证遇有寒热相互矛盾的证情时，不能片面用药，否则必然顾此失彼，使病情缠绵不愈。

该案证情较为复杂，其病理因素概括起来主要为虚、火、风、痰四个方面，这四个方面有无关系？有怎样的关系？这是临床医生经常遇到的问题。余氏凭借丰富的临床经验和渊博的医学理论，推断该案病机为"肝血少，木失涵养，木旺克土，脾失运化，饮食积蓄，为停痰积饮"，即血虚为本，痰饮、风火为标，病位责之肝脾两脏，故治疗不以化痰、祛风、清解为主，而以柔肝抑木、养荣健脾为法，此乃"治风先治血，血行风自息之意"，体现了中医治病求本的思想，也突出了中医的整体治疗观。

该案病程缠绵日久，治疗不能急于求成，而宜缓缓收功，余氏以当归、制首乌、阿胶、枣仁、白芍、乌梅养血柔肝为主，辅以炙僵蚕、蒺藜、潼沙苑祛风，半夏化痰，共服50剂使疾病获愈，体现了中医"效不更方"的思想。

案2　热药伤阴，阴虚动风案

吾同道某，始起吐泻，服理中汤而止。惟舌绛遍体气窜攻痛，背脊两旁痛更甚，抽掣项后作强，正在太阳之脉，服桂枝法无效。后窜至胁，舌绛口糜，服祛风平肝，养血通络，少效。后窜入牙龈颊车，项侧极痛，牙关拘掣不利，燥而不烦，精神疲倦，症颇危险。即服人参、归身、苁肉、白芍、龟甲、熟地、阿胶、麦冬、石斛、女贞等滋阴之品，渐渐痛止。余语之曰：医无成法，此等症医书皆未经见，若作骨槽风治之，危矣。

【赏析】

这是一则由温热药伤阴，阴虚动风引发的重证骨槽风案例。

理中汤具有温中散寒，健脾益气的功效，适用于治疗由中焦虚寒引起的呕吐、泄泻，但因该方由一派温热药组成，尤其是方中之干姜属辛香燥烈之品，若药量过大或服用时间过长，极易伤津耗液，该案患者服用理中汤后出现舌绛便是阴液受伤之明证。气窜攻痛，背脊两旁痛甚、抽掣，项后作强，是阴虚动风，太阳经脉失养所致，此时若与桂枝汤治疗，无异于火上浇油，使阴虚风动之势更甚，病变由太阳波及少阳，终至阳明而出现牙龈颊车，项侧极痛，牙关拘掣不利，形成骨槽风。因屡用温热药，一误再误，阴液大竭，以致阴不涵阳而出现燥而不烦，精神疲倦，病证颇为危险，唯大剂滋阴之品方可胜任，余氏以龟甲、熟地、阿胶等味厚滋腻之品配伍萸肉、白芍、麦冬、石斛、女贞等养阴之品，更以人参、归身益气养血生津，使患者转危为安。

该案的辨证要点在于舌绛。舌是外露于体表的脏器组织，舌象的变化能客观地反映脏腑病理变化，绛舌对于外感病来说，提示热入营血，对于内伤病来说，提示阴虚火旺，或阴液枯竭。为此，临证一定要重视舌诊，注重舌证互参。

一般来讲，骨槽风多因手少阳三焦、足阳明胃二经风火邪毒上灼而成。临床常分为风火证和阴寒证两型，风火型的代表方剂为清阳散火汤，阴寒型的代表方剂为阳和汤。若本案患者依常法用清阳散火汤或阳和汤治疗，皆能加重病情，甚至危及病人生命，因清阳散火汤中的荆芥、防风、白芷等辛温祛风药可化燥伤津，阳和汤中的肉桂、炮姜等药可温燥伤津，这些药不可用于阴液枯竭之人，故余氏曰"医无成法，此等症医书皆未经见，若作骨槽风治之，危矣"，提示后人临证一定要知常达变，灵活变通，切莫一概拘泥医书分型。

瘰 病

案1 肝郁化火，伤阴挟痰案

琴川东乡周姓农妇。

早寡无嗣，有田四亩，夫兄争之不休，忧郁而胁脘作痛，项颈两旁，起核坚硬，就诊于余。余曰：忧愁则气闭不行，思虑则气结，忿怒则肝火上犯，久则生失荣[1]马刀[2]，难治之症也。幸经水仍来，虽少未绝，犹可挽回。余劝其将田让于夫兄，纺织亦可度日。惟贫病相连，无资服药。余劝其无事行坐念佛，可解愁绪，而绝忿争之念，使肝气条达，虚火不升，而可苟延岁月。以鲜芋艿切片晒干二斤，川贝母二两，姜半夏三两，共为细末，用淡海藻二两，昆布三两，煎汁泛丸，临卧用雪羹汤淡海蜇三钱，大荸荠五钱，煎汁送下三钱，再用归脾汤原方倍木香加柴胡、白芍，三天服一剂。经三月余，项块渐消而软，胁痛已止，信水依时，诸恙霍然。若不劝其让产、念佛。终日扰攘不休，未必不死于郁证也。

【注释】

[1] 失荣：病名，又名失营，见《外科正宗》。因情志所伤，肝郁络阻，痰火凝结而成。病生于颈项，初起微肿，皮色不变。日久渐大，坚硬如石，固定难移；后期破烂紫斑，渗流血水，气血渐衰，形容消瘦，如树木失去荣华，故名。包括颈部原发或继发性恶性肿瘤。初宜益气养营，和荣散坚，可服和荣软坚散，溃后内服逍遥散加味或归脾汤。

[2] 马刀：病名。出自《灵枢·痈疽》。指瘰疬成串而生，其形长如马刀，质坚硬，或生于耳下，沿至缺盆，或生于肩上，沿至胁下。

【赏析】

该案患者项颈两旁，起核坚硬，并见脘胁作痛，究其成因，主要源于长期情志不舒所致。因怒伤肝，思伤脾，忧愁则气闭，思虑则气结，长期忧思郁怒，往往使肝气郁结，进而肝郁乘脾，脾失健运，痰湿内生，日久肝郁化火，气火挟痰，凝结颈部，则形成失荣或马刀。

关于失荣证，《医宗金鉴》云："生于耳之前后及肩项。其证初起，状如痰核，推之不动，坚硬如石，皮色如常，日渐长大。由忧思、恚怒、气郁、血逆与火凝结而成，日久难愈，形气渐衰，肌肉削瘦，愈溃愈硬，色现紫斑，腐烂浸淫，渗流血水，疮口开大，努肉高突，形似翻花瘤证。"《外科正宗》云："失荣者，先得后失，始富终贫，亦有虽居富贵，其心或因六欲不遂，损伤中气，郁火相凝，隧痰失道停结而成。其患多生肩之以上，初起微肿，皮色不变，日久渐大，坚硬如石，推之不移，按之不动；半载一年，方生阴痛，气血渐衰，形容瘦削，破烂紫斑，渗流血水。或肿泛如莲，秽气熏蒸，昼夜不歇，平生疙瘩，愈久愈大，越溃越坚，犯此俱为不治。"前人将失荣、舌疳、乳岩、肾岩翻花称为疡科四绝证。

马刀指瘰疬成串而生，其形长如马刀，质坚硬，或生于耳下，沿至缺盆，或生于肩上，沿至胁下。属中医难治之症。

该案以颈部结块为特点，病由气、火、痰相结为患，病位在肝脾，治以清热化痰、软坚散结为主，辅以疏肝健脾。余氏重用鲜芋艿二斤切片晒干。芋艿，俗称"芋头"，味甘性平，具有消疬散结的功效，与川贝母、姜半夏共为细末，以收消瘰化痰散结之功，再用海藻、昆布煎汁泛丸，以增软坚散结之效，临卧时用雪羹汤送服丸药，目的在于增强清热化痰力量。雪羹汤是一道常见的汉族药膳，基本材料是海蜇、鲜马蹄果。具体制作方法是：海蜇温水泡发，洗净，切碎，鲜马蹄果去皮，共放在锅内，加水适量，以小火烹煮一小时即成。其中海蜇，味咸性平；马蹄，又称荸荠，味甘性寒，二者皆有清热化痰的功效。辅以归脾汤倍木香加柴胡、白芍，以疏肝健脾。

再者，对该案患者，余氏除药物治疗外，还劝其让产、念佛，目的在于调畅情志，因为"心病还须心药医"，临证对于一切情志所致疾病都应做到药物治疗与心理治疗相结合，这样方可事半功倍。

在该案中余氏通过询问患者是否闭经判断病情吉凶，原因在于失荣马刀与女子月经不调皆可因情志不遂，肝郁气滞引起，若月经虽少未绝，说明郁滞较轻，犹可挽回，这充分体现了余氏丰富的临床经验。

案2 肝郁乘脾，气血久郁案

横泾有王姓妇。

因其夫私有外遇，不顾家事，有儿女各一，男六岁，女三岁，夫妻反目，吵扰不休，气郁日久，左项坚硬，呕吐腹痛，经阻三月，医皆疑为妊。就余诊之，按脉坚硬而涩，面色青暗无华，断无妊娠之理。彼细述家事。余曰：气血久郁，防延变内热咳嗽，则难治矣。问其夫偕来否？曰：在寺前买物，使之先来，稍停即至也。其夫来寓，余曰：症由郁怒伤肝，非妊娠，干血劳，难治矣。察其夫面色略变，有彷徨之状，尚有不忍之心。余曰：若能依我三事，尚可挽回，若不能依，延他医治之。其夫问故。余曰：一要三月不出外，在家代其劳；二要顺其性，倘有加怒，不可违拗；三要殷勤服侍汤药，调理饮食寒暖。如能依此，一方可瘥。其夫一一遵之。早服归脾丸三钱，晚服逍遥丸三钱，再用归芍六君汤加二陈、香附、柴胡，一月服十剂，用海蜇、紫菜等作羹食。调理三月余，项间肿硬已消，月事以时下，夫妻和好如初。后偕至余寓，拟一膏方。余见之欣喜。若七情郁证，不顺其性，十难愈一二耳。

【赏析】

该案患者左项肿块坚硬，并见呕吐腹痛，经闭三月，诊其脉坚硬而涩，望其面青暗无华，问病史可知病起于夫妻争吵，郁怒伤肝。肝气郁结，气滞则痰凝，气滞则血瘀，痰、气、瘀相结，结于左项，形成项间肿硬；肝郁乘脾则呕吐腹痛；因气血久郁，致使经闭不通；其脉坚硬而涩，其面青暗无华，说明瘀血甚为严重，已形成干血劳。

本病由痰、气、瘀相结为患，病在肝脾，余氏治疗时首先叮嘱丈夫要陪伴关爱妻子，目的在于调畅情志，使肝气条达；其次配合药物治疗，用早服归脾丸，晚服逍遥丸的方法调和肝脾，再用归芍六君汤加香附、柴胡增强疏肝健脾、调畅气血之功，以二陈汤健脾化痰，上述药物配合运用，可使肝脾调和，从而痰化、气畅、瘀消，疾病向愈；第三辅以饮食调养，用海蜇、紫菜等作羹食。海蜇，又名海蛇，性平味咸，具有清热化痰、消积通便作用。《归砚录》谓："海蛇，妙药也，宣气化痰、消炎行食而不伤正气。故哮喘、胸痛、癥瘕、胀满、便秘、带下、疳、疽等病，皆可食用"。紫菜，性寒，味甘咸，具有清热化痰，软坚散结的作用，元·朱丹溪曾说："凡瘿结积块之痰，宜常食紫菜，乃咸能软坚之义也。"《本草纲目》亦云："病瘿瘤脚气者宜食之。"《随息居饮食谱》记载紫菜能"和血养心，清烦涤热，治不寐，利咽喉，除脚气瘿瘤，主时行泻痢，析醒开胃"，二者可增强软坚散结之力。

该案给我们的启迪有四：

一、治病要注重审因论治。由情志不畅引起的疾病，调畅情志尤为重要，若单纯药物治疗难以彰显疗效。

二、药物治疗与饮食调养相结合。中医药食同源，适宜的饮食调养可以增强药效，收到意想不到的效果。

三、慢性病可用丸剂或间歇性配合汤剂。俗话说"得病如山倒，祛病如抽丝"，尤其是慢性病，不可急于求成，必须缓缓图功。中医学认为"丸以缓之"，所以丸剂特别适宜于慢性病的治疗，必要时可适当配合汤剂。余氏在该案中所用归芍六君汤加二陈、香附、柴胡方并非每日服药，而是一月服十剂，即间歇性服药，这样既达到缓治目的，也减轻了患者的医药费负担。

四、女性瘰疬患者一定注意月经情况，倘若月经闭阻不通，说明气血久郁，证情较重。

案3　肺脾两伤，气血亏虚案

常熟某。

素性诚实俭朴，完姻数载，起马刀失荣，从耳后项左侧胀硬如臂，溃破脓水淋漓，咳嗽吐血，便溏，大肉皆削，皆谓不治。余曰：白发在堂，襁褓在抱，若弃而不治，于心何安？然贫病相连，窘不能服药，孙真人谓一不治也。有其内姊丈某解囊助药资，余壁诊金，尽心调理。服甘温调脾，大便坚硬，咳甚痰多。即用甘凉清润，金土同调，咳减，便仍溏。更番金土而治。如斯者三月，脾胃渐旺，大便稍坚，纳增咳减。后以归脾法加疏通气血之品，再以和荣散坚丸兼服。卧床载余，项颈溃烂亦敛，坚硬全消，起复如故。倘医知难而退，亲戚不肯解囊，亦不治之症。所以为医当尽心，为亲戚当尽力，绝症亦可勉力挽回。

【赏析】

该案为瘰疬日久，成脓破溃，肺脾两伤，气血阴津亏虚之证。

痰气结于颈项，则耳后项部胀硬如臂；瘰疬日久痰郁化热，血败肉腐成脓，一旦破溃则脓水淋漓；脓水由气血所化生，长期脓水淋漓，必致气血阴津亏虚。津血不足，虚热内生，虚火灼肺则咳嗽咳血；气虚生寒，脾失健运则大便溏薄；气血亏虚，肌体失于荣养则大肉皆消。本病病在肺脾，属肺热脾寒证，故服甘温调脾之品，脾运恢复则大便坚硬，温药助火则咳甚痰多。用甘凉清润之品，肺火得清则咳减，凉药伤脾则便溏。余氏采用润肺与温脾轮番治疗而获效。此外，因脾胃为后天之本，是气血营卫生化之源，且脾为生痰之源，肺为贮痰之器，五行中脾属土，肺属金，土能生金，故后期余氏用归脾法健脾益气养血，加疏通气血之品，使补而不滞。另服和荣散坚丸调和荣血，散坚开郁。

和荣散坚丸见于《外科正宗》和《医宗金鉴》，《外科正宗》和荣散坚丸由当归、熟地、茯神、香附、人参、白术、橘红、贝母、南星、酸枣仁、远志、柏子仁、丹皮、芦荟、角沉、龙齿组成；《金鉴》和荣散坚丸由川芎、白芍（酒炒）、当归、茯苓、熟地、陈皮、桔梗、香附、白术（土炒）、人参、甘草（炙）、海粉、昆布、贝母（去心）、升麻、红花、夏枯草组成，二者皆有调和气血，软坚散结的作用，是治疗失荣的要方。

瘰疬日久，在气血大亏，脏腑失调的情况下，当以扶助正气，调理脏腑为主，因为正盛才利于祛邪。当正气恢复到一定程度，再用行气活血，软坚散结法治瘰疬。瘰疬属慢性疾患，剂型上以丸剂为宜。

该案不仅显示了余氏高超的医术，也彰显了余氏高尚的医德。他体恤患者，淡泊名利，知难而进，尽力挽救病人生命，是当代医生学习的榜样。

时 毒

案1 热毒炽盛，内陷心营案

常熟塔后孙姓妪，年六十余岁。

始因寒热，子媳不暇问及，至六七日头肿如斗，色红，满面水泡，大者如栗，小者如豆，两目合缝；舌黑神昏，撮空呓语，痉厥，皆欲以承气等下之。余曰：热邪温毒，先犯上焦，热熏膻中，如烟如雾，无质之邪，蒙蔽包络，苦寒直达，攻其肠胃，不能及上焦膈中之病，反使高年气弱，邪乘虚下陷，危矣。先将细磁碎块择锋利者，夹在筋头上扎好，将面上泡砭尽，用棉拭干滋水，将芙蓉叶、青黛、大青叶、人中黄研末，鲜菊叶捣汁调敷，干则以菊叶汁润之。先研至宝丹一粒，井水调服，再以犀角、羚羊角、赤芍、连翘、人中黄、栀皮、竹叶、石膏、紫草、忍冬花露等轻清之剂服之。一周时肿势全消，热去神清。再服白虎加人参汤、竹叶石膏汤数剂而愈。

【赏析】

该案属大头瘟热陷心营之重证。

大头瘟，又称大头风、大头伤寒、大头天行、抱头火丹、大头温、虾蟆瘟等，病因是感受风热时毒所致，以头面焮赤肿痛，伴咽喉耳颊肿痛，全身憎寒壮热为特征，属急性外感热病，多发于冬春季节。

本案患者初起因风热时毒侵犯肺卫，卫气与之交争，故恶寒发热；热毒壅盛，上攻头面，则头肿如斗，两目合缝，色红；而满面水泡，大者如栗，小者如豆，说明热毒兼挟湿毒，且证情较重；热毒炽盛，内陷营血，蒙蔽心包则神昏，撮空呓语；热盛动风则痉厥；热壅血瘀则舌黑。治宜清热解毒，凉血开窍。余氏采用内外合治的方法进行治疗。治法：①先用锋利的细磁碎块夹在筋头，以防止热毒扩散；②将头面水泡砭尽以排出头面湿浊热毒；③将芙蓉叶、青黛、大青叶、人中黄研末，鲜菊叶捣汁调和敷面以增强清热解毒作用。内治法：①先研至宝丹一粒，井水调服。至宝丹具有清热解毒，化浊开窍的作用；井水甘凉，具有清热解毒利水作用。以井水调服至宝丹可增强清热解毒化浊作用；②犀角、羚羊角、赤芍、连翘、人中黄、栀皮、竹叶、石膏、紫草、忍冬花露煎汤内服。其中犀角、赤芍、人中黄清热凉血解毒，羚羊角清热凉血，息风止痉；紫草、忍冬花清热解毒；连翘、栀皮、竹叶、石膏透热转气。③热毒炽盛，最易伤津耗气，故热退肿消后以白虎加人参汤、竹叶石膏汤清热益气生津，调理善后。

分析该案有以下体会：

（1）本案初起邪在肺卫，证情轻浅，旋即热毒炽盛，内陷营血，蒙蔽心包，具有起病急，传变迅速的特点，临证应高度警惕。

（2）本案以头肿如斗，色红，满面水泡，大者如栗，小者如豆，两目合缝；舌黑神昏，撮空呓语，痉厥为主症，病在头面、上焦，治疗宜选竹叶、大青叶、芙蓉叶、紫草、忍冬花露等轻清之剂，忌用承气汤中之大黄等苦寒沉降之品，因苦寒药直达肠胃，不能治疗上焦膈中之病，特别是高年体弱之人，误用沉降之品往往引邪下陷深入，反增治疗难度，甚至使病情恶化。

（3）本案中不论内治外治，余氏均用"人中黄"，可见该药是治疗大头瘟的要药。"人中黄"如同"胆南星"一样，是一种加工制品。其制造的方法是：将甘草粉碎为末，装入直径约 4～6 厘米的竹筒内，竹筒口用布片塞紧并用松香封口（注意一定要将竹筒外皮和竹青刮去，以利渗透）。将竹筒浸入清水粪坑中 2～3 个月（一般是于冬季浸入，翌年春季取出），用清水漂洗 20 天左右，每日换水 1 次，至无臭味为度。待阴干后将竹筒劈开，取出圆柱形的粉甘草，晒干即得。"人中黄"一般呈圆柱形，暗黄色泽，虽甘草粉末凝集，但纤维纵横交织依然可见，外表附有残存的竹膜，气味特殊，略坚硬但易剥落。人中黄味甘、咸，性寒。具有清热凉血，泻火解毒作用。现代临床已较少使用。

案2　过用寒凉，元气衰败案（一）

时毒[1]、风痰[2]、乍腮[3]、虾蟆胀、大头瘟等症，大江之南，春夏间最多，治亦不知凡几，绝无不救者，惟癸巳冬见一异症。是冬无雨雪，亢旱而热，某官上唇忽起一瘰，某医作疗治，用刀挑破，插以药条，痂结而愈，忽头面漫肿。群医毕集，有云大头瘟，有云游风毒，有云疗走黄[4]，有云面游风[5]，各执一见。病家疑惑不决，不敢服药。延数日，胃气日愈，烟谷不进。后又一医曰：此疗毒窜于络中，非大寒退热不可，进以犀角、羚羊、金汁、玳瑁等品，另服梅花点舌丹四丸。

有友与余言及此症。余素不谙外症，曰：无论大头瘟、疗毒、时毒、温毒，其病源则一也，不过以轻重之间分之耳。然人元气有虚实，体质有寒热，膏粱之体必虚，嗜烟之体必寒，梅花点舌丹香窜必耗散真元，寒药过度，必损胃阳，热虽退，正气必不支矣。服药后头面肿渐退，元气日败，毒陷不起，两目出脓，耳鼻皆流血水，口吐血痰而毙。余思此症不知作何治法，留质高明。倘遇此症，立定治法，庶不致病者太惨耳。

【注释】

[1] 时毒：病名。又名疫毒、大头天行、大头瘟、虾蟆瘟、抱头火丹、尖头瘟等。多因感受天行时疫邪毒之气而客于经络，郁结肌肤腠理而发病。其始发如感伤寒、时病，令人头痛发热，憎寒脉数，肢体痛烦，渐见鼻、面、咽喉等处赤肿疼痛，漫肿无头，或结节肿块而有根基者。若不速治，可转至咽喉闭塞，神志恍惚。治宜清热解毒，活血化瘀，消肿止痛之剂。

[2] 风痰：病证名。痰扰肝经的病证。见《医学入门》卷五："动于肝，多眩晕头风，眼目瞤动昏涩，耳轮瘙痒，胁肋胀痛，左瘫右痪，麻木蜷跛奇证，名曰风痰。"治用青州白丸子等方。《医宗必读》卷九："在肝经者，名曰风痰，脉弦面青，四肢满闷，便溺秘涩，时有躁怒，其痰青而多泡。"治用水煮金花丸、防风丸、川芎丸等，又名肝经风痰。又指素有痰疾，因感受风邪或风热怫郁引发者。《泰定养生主论》："风痰者，因感风而发，或因风热怫郁而然也。此皆素抱痰疾者，因风、寒、气、热、味而喘咯咳唾，非别有此五种之痰。"

[3] 乍腮：病证名。又名炸腮、腮肿、含腮疮、蛤蟆瘟，即流行性腮腺炎。冬、春季两季常见流行，以学龄儿童发病较多。临床表现为一侧或先后在两侧腮腺部位肿胀，边缘不清，按之有柔韧感，并且疼痛和压痛，或伴恶寒发热，轻度全身不适及咀嚼不便等症。因感受温毒病邪后，肠胃积热与肝胆郁火壅遏少阳经脉所致。治宜清热解毒。

[4] 疔（疮）走黄：病证名，疔毒走入血分之险证。出《仙传外科集验方》卷六，又名癀走。疔疮之毒邪迅速走散而入于血分，使全身出现寒栗高热，神志昏愦等险症者。多因患疔疮毒甚，正气内虚；或因火热毒邪炽盛，又失于防治，促成火毒外散而侵入血分，继攻内脏而成。与痈疽之内陷相当。症见疔疮疮顶由红肿高起而转里陷，有脓而转为脓减或无脓，肿势趋于散漫，迅速向四周扩散等局部症状转轻，而全身症状加剧。此刻患者多急起寒热头痛，胸闷烦躁，恶心呕吐，舌僵口干，舌绛苔黄，或便秘，或腹泻，小便赤涩，脉洪数。若失控则可转入神昏谵语，甚至抽搐痉厥。治宜清热解毒，活血凉血之剂。内服可选五味消毒饮；偏于热者可内服黄连解毒汤加大黄等；重证者可选用解毒大青汤；若神志昏愦，则宜内服七星剑汤，或疔毒复生汤。痈疽疔肿之脓已成者，均宜尽早切开排脓，排脓不畅者，应切大口并以纸捻或纱条引流，使脓通畅外出。特别颜面、鼻唇三角处之疔毒，切忌挤压，否则易成走黄与痈疽内陷之脓毒血症。

[5] 面游风：病名，又名白屑风，钮扣风。出《医宗金鉴·外科心法要诀》："此证生于面上，初起面目浮肿，痒若虫行，肌肤干燥，时起白屑，项后极痒，热湿甚者津黄水，风燥盛者津血，痛楚难堪。由平素血燥，过食辛辣厚味，以致阳明胃经湿热，受风而成。"其治：血热风燥者宜凉血清热消风，方选消风散加减，或防风通圣丸；脾胃湿热者宜利湿清热，方选龙胆泻肝汤加减，或龙胆泻肝丸；阴伤血燥者宜滋阴除湿，方选滋阴除湿汤；血虚者可选当归饮子；日久不愈可服祛风换肌丸。外治可选：翠云散、玉肌散、冰硫散。

【赏析】

这是一则温热毒邪为患，因过用寒凉，使病情恶化，致病人丧命的案例。

该患者初起上唇起一疔肿，经治结痂痊愈，随后忽然出现头面漫肿，医家诊断不一，有云大头瘟，有云游风毒，有云疔走黄，有云面游风，病名虽有不同，但病源（病因）则一，即皆由温热毒邪上攻所致，故医者选用犀角、羚羊、金汁、玳瑁等寒凉之品清热凉血解毒，另服梅花点舌丹四丸清热解毒，消肿止痛。药后头面肿渐退，但正气不支，究其原因，主要责之寒药过度。因犀角、羚羊角皆咸寒之品，具有清热泻火，凉血解毒作用；玳瑁性味甘寒，具有清热解毒作用；金汁，又名金水或粪清，主要功效为清热凉血解毒，其清热效果极佳。"金汁"的传统制作方法大多使用的是十一二岁男童的粪便，而且选用的是冬至前后一个月的粪便，因为那时人的身体状况比较好，粪便不容易变质。将打好的原浆加入五桶上好的井水或泉水搅拌均匀后，经过竹筛和纱布两道过滤，之后的液体装入瓦罐中，再加入一小碗甘草水，最后用碗碟盖住瓦罐，用赤土密封，埋入两米深的泥土里。做"金汁"和酿酒相似，封存的时间越长越好，最少也要十年才能用。年久弥佳。会分为三层，取其上层清液入药即为金汁，其汁呈微黄（如浅茶色），无毒无味，疗暑热湿毒极效。中层白色，下层是残渣。

梅花点舌丹由冰片、葶苈子、西红花、蟾酥（炙）、血竭、牛黄、熊胆、珍珠、乳香（炙）、没药（炙）、沉香、麝香、雄黄、朱砂等组成，金箔为衣，具有清热解毒，消肿止痛作用，是治疗疔毒恶疮，天行瘟毒，咽喉肿痛的良方。因方中冰片、蟾酥、熊胆、牛黄等皆凉药，与犀角、羚羊角、金汁、玳瑁同用，清热解毒之力甚强；麝香、乳香、沉香皆辛香走窜之品。因寒凉之品容易败胃，香窜之品容易耗散真元，故服用大剂寒凉香窜之品后，因胃阳受损，元气衰败，致使毒陷不起而患者丧命。

此外，该案还告诫人们：①温病的发生与气候有密切关系。若冬令气候异常，如冬应寒而反暖，容易发生冬温（冬季的风温），正如王士雄在《温热经纬·时伏气外感篇》的按语中说："冬月天暖，所感亦是风温。"陈平伯对风热病邪的致病季节作了说明，他说："春月风邪用事，冬初气暖多风，故风温之病多见于此。"《温热经纬·陈平伯外感温病篇》自注，该案即是发生于暖冬之时。②清热泻火解毒是治疗温病的重要法则，但在选用寒凉药物的时候一定要结合病情和病人的体质状况，否则寒凉太过往往使病情恶化，当引以为戒。

案3　过用寒凉，元气衰败案（二）

是冬疫痘盛行，种过牛痘者，皆出天花，服寒凉偾[1]事者极多。

吾同乡方孝廉令郎二人，一十九岁，一十八岁，余俱以温补养元，托浆，和脾胃，上浆结痂皆顺。虽云痘证当先去毒。余思年长及衰老出痘，非虚不能受此瘟邪，又兼深冬阳气潜藏，天寒秘蛰，非温补内托不可。若在春令阳气浮越之时，小儿体质强壮，有实热者，寒凉亦必需也。见病治病，随症立方，是为真的。专信陈言，拘执寒凉，偏于温补，即非上工。

【注释】

[1] 债：破坏。

【赏析】

天花是由天花病毒引起的烈性传染病。几千年来，天花在世界各地不断流行。自 1796 年詹纳发现并推广接种牛痘以后，天花的发病率明显降低，世界卫生组织成立以后，天花被列为第一个应该控制的世界性传染病。1958 年第 11 次世界卫生大会通过了全球开展消灭天花运动的决议，1966 年开展了全球性大规模消灭天花运动，1980 年 5 月 8 日世界卫生组织宣布天花从世界上消失，并停止种痘，但为了保证天花不再复燃，国际上许多国家签署了禁止发展、生产和储存生物武器的公约，并对少数保留天花病毒的实验室制订了安全规则。

天花在中医学中又称痘疮、天痘、天行痘、豌豆疮、百岁疮等，属于时行温病的范畴。其临床表现有发热、咳嗽、喷嚏、呵欠顿闷、面红惊悸、手足耳尻俱冷、身发痘疹等症。整个病程分发热、见点、起胀、灌浆、收靥和结痂六个阶段。《肘后备急方·治伤寒时气温病方》云："比岁有病时行，仍发疮头面及身，须臾周匝，状如火疮，皆载白浆，随决随生，不即治，剧者多死，治得瘥后，疮斑紫黑，弥岁方灭，此恶毒之气。"《先醒斋医学广笔记·卷之三·幼科》记载："痘证有二，一曰血热毒盛，一曰气虚毒盛，气虚者可以徐补，血热毒甚者，势必亟，一发热，便口渴、面赤、气喘、狂躁、谵语，此其证也，一见点即宜凉血解毒，急磨犀角汁多饮之，十可疗四五，稍迟难救矣。"说明本病是感染时行疫疬毒邪所致，其来势急、病情重、预后差，治疗一般以清热凉血解毒为主。应当注意的是，疫痘（天花）虽然是因感受疫疬毒邪所致，但其发病与人体的正气不足有关，正如《温疫论·原病》所说："本气充满，邪不易入；本气适逢亏欠，呼吸之间，外邪因而乘之。"故临证时应结合患者年龄长幼、体质强弱、邪气盛衰、发病季节等要素辨证施治。即春季发病，年幼体强者多属实热，因春令为阳气生发之季，小儿为纯阳之体，此时发病，实热居多，治宜寒凉之品清热解毒；若冬季发病，年长体弱者，必有正虚阳郁，因深冬阳气潜藏，天寒秘蛰，年长正气已虚，"非虚不能受此瘟邪"，治宜温补内托为主，切忌凉遏伤脾，正如《疹痘论》所说："凡疮毒，血气顺，脾温则易发，凉药过多则血涩、气弱、脾寒，疮毒难泄，遂变恶候。"提醒凉药过多，易变恶候。

天花虽已绝迹，但重温余氏这一病案，对现代临床治疗外感病证、传染病、皮肤病甚至肿瘤仍有启发作用。

齿 衄

案 阴不涵阳，虚火上炎案

常熟寺前毗陵人木梳店俞姓，年二十余岁。

齿衄如注，血流盈碗，面红目赤，脉来虚浮兼数，重按无力，神静不烦，口不臭秽，言语轻微。余曰：此乃少阴龙火上燔，齿热则龈肉离脱，齿缝血出不止，手足清冷。急用肉桂五分，研末饭丸，先空心服下，食以糜粥，使其压之下焦，再进甘凉咸寒滋降，导龙入海，再将生附子、麝香作饼，贴左足心涌泉穴。一剂血止，两剂手足转温，脉渐敛，和平如常矣。

【赏析】

唐宗海《血证论·齿衄》云："肾虚火旺，齿豁血渗，以及睡则流血，醒则血止者，皆阴虚，血不藏之故，统以六味地黄汤，加牛膝二冬碎补蒲黄，上盛下虚，火不归元，尺脉微弱，寸脉浮大者，加桂附。"《景岳全书·卷之三十贯集·杂证谟》云："肾水不足，口不臭，牙不痛，但齿摇不坚，或微痛不甚，而牙缝时多出血者，此肾阴不固，虚火偶动而然。但宜壮肾，以六味地黄丸、左归丸之类主之。"

该案患者"齿衄如注，血流盈碗"，出血量多而势急，且"面红目赤"，貌似实热，然其"脉来虚浮兼数，重按无力"，并见"神静不烦，口不臭秽，言语轻微，手足清冷"等症，均为虚象无疑，据此脉症余氏诊为"此乃少阴龙火上燔"，即肾精亏虚，阴不涵阳，虚火上炎所致。治宜滋阴降火，引火归元。余氏分三步治疗：首先用肉桂加米饭为丸，空心服下，以引火归元；再进甘凉咸寒滋降之品，滋补肾阴以潜纳浮火，余氏称之为"导龙入海"，"龙"即指"火"。后用生附子、麝香作饼，贴左足心涌泉穴，目的在于加强肉桂引火归元的作用。余氏用滋阴补肾加引火归元法治疗阴虚火旺型齿衄，与唐氏治疗肾虚火旺型齿衄方法有异曲同工之妙。唐氏对于上盛下虚、火不归元者，常以六味地黄汤加肉桂、附子补肾以引火归元。余氏秉承这一思想而灵活变通，直接用肉桂加米饭空心服下，并用生附子、麝香作饼，贴左足心涌泉穴，以引火归元，体现了师古而不拘泥的思想。内服甘凉咸寒滋降之品，想必也是熟地黄、山茱萸、麦冬、龟甲、鳖甲之类。

此外，从本案中可体会到余氏治病善于内外兼治，标本兼顾，分缓急投药，因辨证准确，治法恰当，故效如桴鼓。

舌 疡

案1 心脾郁热，迫血妄行案

常熟东门老塔前卢姓太太。

是晚至寓就诊，脉来浮数，满口出血盈碗，彼自谓出自齿缝。余灯下观之，血凝满口，不能清切，以齿衄治之，投以玉女煎，阳明、少阴合治。明日出血更甚，邀余就诊其家。脉仍浮数，满口血糜模糊，吐血满盆。余令其用凉水漱口，将血拭净，细看其齿龈不胀，并无血出，见其舌上有血衣一层，用箸拨开，舌衄如注，舌上小孔无数，皆如针头。余曰：此乃心脾郁热，迫血妄行，舌衄也。急用蒲黄、槐花炭研末敷之，进犀角地黄汤加蒲黄炭、人中白、青盐咸寒滋降等品，合四生饮，一剂而愈。所以诊病苟不细心，仍作齿衄治之，不效血出过多，难免危险。

【赏析】

《景岳全书·血证·齿衄舌血论治》云："血从齿缝牙龈中出者，名为齿衄，此手足阳明二经及足少阴身家之病。盖手阳明入下齿中，足阳明入上齿中，又肾主骨，齿者，骨之所终也"，故齿衄多因胃火炽盛、肾阴亏虚所致。本案患者初诊时自述齿缝出血，出血量多而脉浮数，余氏认为由胃火炽盛、肾阴亏虚所致，故投以玉女煎，清胃热，滋肾阴，阳明、少阴合治。因药不对证，故药后效果不佳。二诊时余氏仔细观察，方知血并非出自齿龈而是出自舌面，病由舌疡导致舌衄。舌为心之苗，舌在口中，口乃胃之门户，脾胃相表里，故舌衄与心脾关系密切，根据患者舌衄如注而脉浮数的特点，余氏辨证属心脾郁热，迫血妄行，故急用蒲黄、槐花炭研末敷舌面以凉血止血，另用犀角地黄汤合四生饮加蒲黄炭、人中白、青盐内服，清热养阴，凉血止血。犀角地黄汤具有清热解毒，凉血散瘀作用，四生饮出自《圣济总录·卷二十九》，该方由生地黄汁、生藕汁、生刺蓟汁、生姜汁、白药子组成，具有养阴清热，凉血止血作用。其中生刺蓟即大蓟，具有凉血止血，祛瘀消肿作用；白药子为防己科千金藤属植物的块根，具有清热解毒，凉血止血，散瘀消肿作用，两药与生地黄汁、生藕汁配合使用，其清热解毒，凉血止血，散瘀消肿之力较强，另加蒲黄炭、中白、青盐咸寒滋降之品，以增凉血止血之力。其中中白，又称人中白、尿壶垢，为人尿自然沉结的固体物。采集方法是：铲取年久的尿壶、便桶等内面沉结的尿垢，置清水中漂洗 4～7 天，经常换水，取出，刮去杂质，日晒夜露 16 天，每日上下翻动一次，以无臭为度，晒干用。其性味咸寒，具有清热降火消瘀作用，现在很少使用。青盐即是青海产的盐，青海素有"盐的世界"之称。其性味咸寒，具有凉血作用。

最后，余氏以本案为例告诫医者，临证观察症状一定要认真仔细，不能仅凭患者叙述，否则容易误导医者，从而辨证错误，甚至危及生命。

案2　心脾积热，酝酿成脓案

常熟冲天庙贡某。

先因湿温，漫热不寒，脉来滞涩，胸脘痞阻，溲赤作哕。邀余诊之，以温胆汤加入淡渗苦泄之品，不能速效。病家又延某，即病家之至友也。病者商于医曰：若能下去宿垢，腹中痞阻可松。某徇病人之请，即于方中加凉膈散数钱及瓜蒌仁、元明粉等下之，皆稀粪。明日漫热不止，腹中仍痞阻不舒，某因下之不效，代延其师诊之，仍用瓜蒌、芒硝、枳实等下之，不效。后两颔作胀，舌涩言语不清，停二三日，汤饮不能下矣，举家惊惶。其兄某来寓，商之于余，再往诊之。已有疡科某诊过，方案中有云：舌卷囊缩，鞭长不及马腹，不治之症矣。余脱病人袴[1]，视其肾囊，纵而不收，并不缩，燃灯细视其舌，肿而且厚，虽短不瘪，以指扪之，强硬无津，所以饮不能入，语不能出也。或曰肾津告涸，非人参、五味不能救，或云非生地、阿胶不能滋。余曰：此症非津竭也。如津竭舌缩，其舌当瘪，皮皱色紫，颔下不胀。余扪其舌强硬而厚，此乃热陷心脾，重舌[2]、舌疔[3]之类也。《内经》云：重舌，刺舌柱以铍针也。《外科金鉴》曰：重舌等将针刺其舌，血色红者生，色黑死。非针刺不可，阿胶、生地、人参、五味，有虚实霄壤之殊。他人皆云好刺更妙，非君不可。余曰：事急矣。余虽非外科，且从权耳。将针一枚，用竹箸[4]一只劈开夹在其中，用线扎紧，露锋二三分，按舌刺之，共七八处，以纸拭之，血色尚红。后再刺之，见舌上有白泡，以指掠出看之，脓也，再尽力按之，脓渐溃出。进清热消肿之方，当夜喉间渐松，渐能进饮，数日渐消，能进稀糜。后手臂伏兔等处起流痰数块。余曰：即请疡科治之。疡科治月余，皆曰脓尚未成。有江阴戚彦卿先生来常熟，荐其诊之，曰：脓皆成熟，若不开泄，伤筋烂骨矣。彦卿一一开之，进以补托，数月而瘥。所以内外兼症，内外科各相推诿，延宕时日，鲜有不误事者也。

【注释】

［1］袴：同"裤"。

［2］重舌：病名。出《灵枢·终始》，又名子舌、重舌风、莲花舌。症见：舌下血脉肿胀，状似舌下又生小舌，或红或紫，或连贯而生，状如莲花，饮食难下，言语不清，口流清涎，日久溃腐。本病与西医的舌下腺炎或舌下、口底间隙感染相似。

［3］舌疔：病名。系指舌上生紫泡、坚硬疼痛，其形如豆的病证。

［4］竹箸：竹筷。

【赏析】

这是一则湿温病患者因屡屡误下，致使津液受伤，内热加重，变生重舌、舌疔，最终演变为舌疡的病案。

湿温是感受湿热病邪所致的急性外感热病，多发于夏末秋初，雨湿较盛，气候炎热之时，本病虽具有卫气营血浅深层次的病理演变过程，但常以脾胃为病变中心而稽留气分。该案患者病初因湿热郁蒸于气分，故漫热不寒；湿热中阻，胃失和降，故胸脘痞阻而哕逆；湿热下注，故小溲短赤；脉来滞涩亦湿阻气滞之象，余氏以温胆汤加入淡渗苦泄之品清热利湿治之。因起效较慢，病家转诊其他医生，他医虑其有宿垢（宿食积滞）而屡用瓜蒌仁、玄明粉等泻热通便，结果不但漫热不止，痞阻不消，反增两颔作胀，舌体强硬，干涩无津，以致饮不能入，语不能出，究其原因主要在于医者辨证不准，治法不当，屡用泻下通便之品，致使津液受伤，湿邪不去，内热增重所致。由于病情恶化，病家惊慌，再次请余氏前往就诊。余氏燃灯细视其舌，肿而且厚，以指扪之，强硬无津，认为此乃热陷心脾，变生重舌、舌疔之类。因足太阴脾经连舌本散舌下，舌为心之苗。

心脾积热，循经上冲舌本，令舌之经脉瘀滞肿胀，故使舌体强硬而厚；津液受伤，故舌面干涩无津。但视其肾囊（阴囊），纵而不收，并不缩，视其舌体，虽短不瘪，说明虽因屡用下药津液受伤，但并未导致津液枯竭的程度，也未出现舌卷囊缩的恶候，非"不治之症"。余氏宗《内经》之旨："重舌，刺舌柱以披针也"，遂以针刺舌七八处，以清泄热毒（相当于现在的放血疗法），以纸拭之，血色尚红，说明确为可治之症（《外科金鉴》云：重舌等将针刺其舌，血色红者生，色黑死），再刺之，舌上有脓排出，说明"热之所过，血为之凝滞，蓄结痈脓"，病变由舌疔演变为舌痈，痈脓溃出，脓尽自愈，后以清热消肿方善后痊愈。

该案提示我们：湿温病具有病情缠绵，病程较长的特点，治疗时只能缓缓图功，不能急于求成。因为湿为有形之邪，其性黏滞，难以速去，若用峻下法治疗，只会徒伤津液而湿邪不去，甚至使病情恶化。

此外，本案中，余氏先以疡科医生自认为患者出现了"舌卷囊缩"而断言属"不治之症"为例，再以患者手臂伏兔流痰的治疗经过为例，提醒我们医生的主要职责是解除患者病痛，救死扶伤，若医术不精，往往会延误病情，甚至危及病人生命，因此，为医者当努力钻研业务，不断提高医疗水平。

咽 喉

案1　喉风轻症，取嚏通窍案

常熟南门鸿源衣庄查姓女，九岁。

素体柔弱，忽起喉风，痰如拽锯，声哑言不能出，目眶微陷，幸面色不青。他医治之，已有两日。邀余诊之，余曰：如急喉风，不过二三时，多者一日而已。既有两日，虽属危险，不致伤命，因其肺中未曾阻塞，尚有呼吸可通。急将开关散吹鼻数次，犹能得嚏二次，喷嚏之后，呼吸渐灵，再将白萝卜四两，鲜梨四两，鲜荸荠三两，鲜姜一钱，捣汁，竹沥五钱，和入风化硝一钱，频频呷之。用牛蒡、桔梗、甘草、人中黄、马勃、翘、栀、玄参、芦根、竹沥、川贝等服之，时时用灯心捎鼻管，使其喷嚏，吹以珠黄、人中白、风化硝等开泄化痰药。如此两日，痰声渐平，眼泪渐出，三日微闻其音，后以清宣肺气，养阴滋降，三四日痊。此乃喉风之轻者也。

【赏析】

广义的"喉风"泛指咽喉与口齿唇舌疾病，狭义的"喉风"则指以咽喉肿痛为主症的咽喉病证，称之为"喉风"，是以风善行而数变来比喻咽喉病传变迅速的特点。本案患者以喉中痰如拽锯，声哑言不能出为主症。两日后请余氏诊治，余氏认为急喉风发病迅速，一般为二三时，多者一日，但本案患病已两日，因其肺部尚未阻塞，呼吸可通，因此不至于致命。于是采用开关散取嚏，此开关散应为《医略传真》之开关散，川芎祛风通络，牙皂祛痰开窍，麝香开窍通络，取嚏后呼吸较前通畅。此时采用白萝卜、鲜梨、鲜荸荠、鲜姜、竹沥等润肺化痰，风化硝消肿止痛，服法上运用频服的方法，使药性留恋于咽喉部位。同时服用消肿利咽之牛蒡，祛痰利咽之桔梗、甘草、竹沥、川贝，解毒利咽之人中黄、马勃、翘、栀、玄参，生津利咽之芦根等，时时用灯心捎鼻管取嚏，吹以珠黄、人中白、风化硝等开泄化痰之品。两日后患者症状减轻，而后采用清宣肺气，养阴滋降之法。

本案为喉风之轻证，因此余氏立法以通窍为先，继以化痰、解毒、润肺、生津而通利咽喉。

案2　痰热壅盛，暴喘胀满案

余在师处见治一施姓小儿。

喉中声如拽锯，音哑，涕泪皆无，吾师曰，马脾风症也。鼻孔煽动不息，以麻黄、芥子、黑白牵牛、大黄、杏仁、石膏等下之而瘥。太平洲藜藿农家之子则可，若吴中柔脆之孩，医虽能用，病家必不肯服，即病家肯服，医家亦不肯书也。所以吴中喉证不治者多，临证最难，若以此法使之轻病弱体，不堪设想矣。古人云：药必中病，一言尽之矣，如百步穿杨，九十九步不及，百零一步太过矣。吾辈治病，若云药能中病，恐天下为医者，不敢言也。

【赏析】

马脾风，病证名，又名"风喉""暴喘"，首见于《医学纲目》，为小儿"暴喘而胀满"的危重证候，多因风热犯肺，热痰壅盛而发的暴喘。本案中患儿以"喉中声如拽锯，音哑，涕泪皆无，鼻孔煽动不息"为主症，类似西医学所指的小儿喘憋性肺炎，喘憋严重者可引起惊厥，起病急，病势重，因此给以麻黄、芥子、黑白牵牛、大黄、杏仁、石膏等宣肺定喘，清热解毒，通腑泻下，导痰下行，釜底抽薪，其疾捷效。

同时余氏认为富贵之家与黎藿之躯亦有差别，在本案后余氏特别指出："太平洲黎藿农家之子则可，若吴中柔脆之孩，医虽能用，病家必不肯服，即病家肯服，医家亦不肯书也。所以吴中喉证不治者多，临证最难，若以此法使之轻病弱体，不堪设想矣。"余氏此言似乎显示吴中之地与太平洲之风气不同，吴中病家倾向和缓之疗法，吴中柔脆之孩与太平洲黎藿农家之子治疗有别。可见，清代病科以江浙皖为中心，外科对清淡、温补之药物的日益推崇，对刀针技法等持日益保守的态度，可能与医者对南方环境与南方人体质的认识有关，也与江南的社会文化风尚相关。许多医者认为南方人体质柔弱，难以经受攻伐，日益倾向使用和缓之疗法。多数中上层病家倾向更为温和的疗法，这也影响了医家的施诊。

案3　喉证在急，刀针立决案

喉证之始，苦寒之剂当慎。喉证在急，刀针不可不用。余同乡某宦使女喉痛，疡医进以苦寒直降，寒热猝止，喉肿秘塞不通。又以土牛膝汁等灌之，更不能入。饮不能入，言不能出，喉中痰鸣，已一日夜。是日邀余诊之，细视喉四围胀肿，无隙可通，呼吸将绝，与其饮，摇手而已，问其语，点首而已，药不得入，无法可施。余即将喉枪露锋一分半许，刺其两旁肿处十余刺，出其毒血。再用棉条，以筷两只将棉条头夹住卷紧筷上，用冷水湿软，拭去恶血。再将筷连湿棉条卷紧，探其喉作哕，吐出胶痰半碗。再刺再探吐，共刺三十余刀，探吐三次，共呕吐血痰一碗，以凉水漱口涤去血，饮以淡盐汤即可下，言语亦可出，肿亦渐消。此乃肿秘痰塞，若不动刀针探吐血痰，挨延半日，呼吸不通，痰涎涌塞，岂有生理？喉科刀针断不可缺，专恃汤药，点滴不入，无所用耳。

【赏析】

本案患者喉痛，外科医生给以苦寒直降之法，寒热相搏，瘀阻脉络，喉肿秘塞不通，又以土牛膝汁等灌之，仍不能入。余氏诊之，其喉四围胀肿，无隙可通，呼吸将绝，故汤药不得入。因此余氏在案首提出："喉证之始，苦寒之剂当慎。喉证在急，刀针不可不用。"余氏即以喉枪刺之，结合探吐法而愈。案后余氏指出喉证："肿秘痰塞，若不动刀针探吐血痰，挨延半日，呼吸不通，痰涎涌塞，岂有生理？喉科刀针断不可缺，专恃汤药，点滴不入，无所用耳。"可见危急时刻，汤药不入，仍须以刀针立决之。

虽为内科医家却并未妨碍余氏重视刀针之法，可谓其为内外兼科之专家，这可能与孟河外科医家对于刀法应用较多的风气有关。

案4　风热疫毒，痧毒内陷案

某宦女，素系寒体，中阳不足，便溏气弱，因染疫寒热，咽微痛。余进以辛凉微温开解法，觉发热略重，喉胀较甚。即更疡科，进以羚羊、山豆根、金锁匙[1]、芩、栀等苦寒清热，寒热即止，脉细，红痧隐于皮肤之里，舌腻不渴，神烦昏愦，咽痛极甚，目珠上视，或目珠转旋，手足抽挛，背脊角弓反张，言语不出，已成痉厥之险。邀余诊之，即以至宝丹研细，以化痰开肺之品，合竹沥、姜汁调匀灌之，痉止厥平。后以化痰宣肺和解缓缓治之，七八日喉中吐脓血而痛缓。始终二十余日，未能见一寒热，红疹隐隐，未得透发，此早服寒药失表之症。后传染数人，余急先开表，辛凉外解，使其得汗，用喉刀刺其胀处出血，三四日得汗后，痧透热止，咽痛亦平，未有遭如此危险者。所以瘟毒温邪之始，苦寒当慎，恐热遏不透，变厥证也。

【注释】

[1] 金锁匙：金锁匙出自《浙江中药资源名录》，又名野菰《南京民间药草》)。《江西草药》："性凉，味苦，有毒。"《浙江中药资源名录》："全草，治咽喉肿痛。"苏医《中草药手册》："清热解毒。治扁桃体炎，咽喉炎，尿路感染。"

【赏析】

本案患者因感受风热疫毒，初起病变较轻，可见恶寒发热，咽部微痛，余氏给予辛凉微温开解法，立法准确，但患者服药后发热较重，喉胀较甚，推测可能为药力不足。患者寻求外科的帮助，医者仅凭发热、咽喉胀痛便给以羚羊角、山豆根、金锁匙、黄芩、栀子等药物苦寒清热。在上一案例中余氏即在案首提出："喉证之始，苦寒之剂当慎。"苦寒直降，与风热相搏，瘀阻脉络，咽痛极甚；风热透发不畅，痧毒内陷，可见红痧隐于皮肤之里；中阳不足，必生痰涎，痰热内陷，热入心包，见神烦昏愦；甚则引动肝风，发为痉厥，见有目珠上视，或目珠转旋，手足抽挛，角弓反张，言语不出等危象。余氏诊后，立即给予至宝丹加竹沥、姜汁化痰开窍、清热解毒，惊厥平之。

后以化痰宣肺之品治疗，喉中吐脓血，咽痛缓解。二十余日仍见红疹隐隐，未得透发，因早服寒药，痧毒内陷。且风热疫毒具有一定的传染性，余氏立即内用辛凉开解法，外用喉刀刺其咽喉胀处出血，且得汗后，方见痧透热止，咽痛亦平。余氏在案末强调："所以瘟毒温邪之始，苦寒当慎，恐热遏不透，变厥证也。"孟河医派传人丁甘仁亦提出："早用寒凉，则邪遏在内，必至内陷神昏，或泄泻等症，致成不救，如表散太过，虽火炎愈炽，伤津劫液，引动肝风，发为痉厥等险象，仍当大剂清营凉解，或可挽回。"外感风热疫毒，必先解肌散表，瘟毒方可外达，若以寒凉倍进，必致瘟毒内陷，燔灼愈腾，喉闭痰升，险象丛生。

案5　湿热疫毒，养阴误治案

余同乡某，假馆广东，至京都朝考。广东岚瘴湿热，疫毒重蒸，又兼轮船煤气熏灼，饮食皆需煤火，热郁咽喉肿痛，京中之医，治以玉女煎重剂，一服而平。朝考毕回南，咽喉又痛，两旁作肿。余以轻扬解散普济消毒饮加减之，觉发热较甚，喉痛亦增。病人云：素体阴亏，切不可服发散。因京中服玉女煎一剂而平，若不服生地、石膏等，断不得愈。余一时眩惑，徇病人之情，亦投以玉女煎，去牛膝加甘凉之品。自此寒热止，舌腻，痧疹隐隐不出，脉变滞，晨清晡甚，至夜呓语，烦躁不寐，咽喉更痛，双蛾作胀，温邪蒙蔽，有作痉之势。余曰：先误于京医之玉女煎，遏热于里，再误于余之玉女煎，更秘其热，湿邪上泛，病变湿温。一徇病人之情，即遭此危险。治病其权在医，不可徇情，致生疑惑。即进二陈、温胆法，加枳、朴、藿香苦温芳香，三四剂，亦无大效。再将喉刀刺出毒血，将前方加以苦温化湿，淡以泄热，药内冲生姜汁半酒杯，服后喉痛即止。后服燥湿泄热十余剂而愈。用药一误，挽回如此费力，用药可不慎哉。

【赏析】

本案患者由于身处异地广东，感受湿热瘴岚之气，又受煤火熏灼，湿蒸热郁，致咽喉红肿热痛，至京都后，京医给予玉女煎，推测该医者对患者发病情况不甚了解。玉女煎暂时缓解了热盛之征，殊不知却加重了湿邪蒙蔽，因此又出现了咽喉肿痛之状，余氏亦忽视湿邪，给以轻扬解散、清热解毒之普济消毒饮，发热更甚，喉痛亦增。患者略懂医术，认为自己素体阴亏，不可发散伤津，且在京都时服用玉女煎一剂而平，故只有生地、石膏等养阴清热方可。余氏轻信患者之言，给以玉女煎，又加甘凉之品。结果病势加重，痧疹隐隐不出，晨清晡甚，至夜呓语，烦躁不寐，咽喉胀痛，舌腻，脉滞，此有痉厥之势。余氏此时才明白，之前即被京医采用玉女煎误治，遏热于里，余氏再次采用玉女煎，更秘其热，湿邪上泛，病变湿温。

余氏感慨道："一徇病人之情，即遭此危险。治病其权在医，不可徇情，致生疑惑。"这也是其多年行医之心得。余氏记载此病案，即是告诫医者临证应胸有成竹，大胆投药，顺病情而不顺人情，不要受患者及他医的影响。余氏后又采用二陈汤、温胆汤燥湿化痰之法，加枳实、厚朴、藿香苦温芳香，三四剂，因缺乏泄热之剂，服后效果不显。于是采取外科方法，用喉刀刺出毒血，将前方加以苦温化湿，淡以泄热之品，药内冲生姜汁半酒杯防止药物刺激咽喉发生呕吐，服后喉痛即止，后服燥湿泄热十余剂而愈。案末余氏悔恨不已，强调用药定要谨慎，否则挽回费力，甚则伤及性命，则晚矣。

发　背

案1　发背已溃，食疗生肌案

孟河巢姓，巨富也。疽发背，大如覆盘，长尺余，阔七八寸，延沙达周[1]先生治其外，延费士源[2]先生治其内。士源，吾师之祖也。时正酷暑，疡证已溃，治之匝月，去腐生肌，颇为顺手，疮沿渐平，尚有尺余嫩红肉如珊瑚样。费先生所投之剂，皆和胃利湿清暑，极平淡之方。沙先生谓士源曰：君主治内，巢某年近耳顺，气血已虚，当服补药。何以数十剂皆系清热利湿之品，肌肉安能生乎？费笑曰：君虽疡科名手，内科尚欠功候。患者早食莲子、红枣一碗，午食海参、煨肉一碗，胃气如此，其生肌长肉之功，胜于补剂多矣。况方书所载，膏粱厚味过度，湿热痰滞，壅阻聚热而成痈疽。《内经》云：膏粱之变，足生大疔是也。又兼时正长夏，暑热湿三气熏蒸，每日为之利湿清热，尚恐不及，若再服温补，聚湿聚热，必致胃呆气滞，热闭神昏，疮肉泛紫塌陷，功败垂成矣。沙先生深佩服之。共服药百余剂，未服一剂温补而痊。孟河沙达周先生，疡科名重一时，尚未讲究内科，几致误治。幸费先生执定主见，始克成功。所以习外科者，不可不习内科也。

【注释】

[1] 沙达周：乾隆年间，孟河沙晓峰、沙达周父子以外科名重当时，谙脉理，善刀针。

[2] 费士源：乾嘉年间，费士源以内科闻名，为孟河医派费氏宗岳的大儿子德文的第四代嫡孙。

【赏析】

发背是中医外科常见的疮疡重症，或为外感风湿热毒，或因内伤情志、劳损精气、恣食厚味等，致使脏腑蕴毒、经络壅遏、营卫不和，导致气血凝聚、郁而化热、血败肉腐而发病。其发病部位较深，且因背部肌肤厚而坚韧，脓液更难以排出。同时，五脏俞皆在背，其气血经络布散于周身，疽发背者，多发于诸脏俞，毒气极易内攻五脏，可导致严重的内陷变证。

在孟河医派学术思想的影响下，外证须从内治成为许多病家尤其是士宦之家的共识。本案中孟河巨富巢某，疽发背，延沙达周先生治其外，延费士源先生治其内，可见当时病家具有一定的专科诊疗意识。病人所患发背疽面积较大，时值酷暑季节，费先生于是采用和胃利湿清暑等平常方法。外科医生沙先生则质疑费先生的治法，认为患者年近耳顺，气血已虚，当服补药，而尽用清热利湿之品，难以生肌。费先生则认为食疗之法胜于补剂，早食莲子、红枣，午食海参、煨肉血肉有情之品，扶助胃气，生肌长肉。且历代方书所载，膏粱厚味过度，湿热痰滞，壅阻聚热而成痈疽。并引《内经》之语："膏粱之变，足生大疔是也。"同时认为："又兼时正长夏，暑热湿三气熏蒸，每日为之利湿清热，尚恐不及，若再服温补，聚湿聚热，必致胃呆气滞，热闭神昏，疮肉泛紫塌陷，功败垂成矣。"因此费先生认为，滥用补药不仅不能裨益于患者身体，而且有百害而无一利，如果人体健康并无疾病，滥用补药易伤及人体正气，从而提倡食疗。

余氏在案末提及："所以习外科者，不可不习内科也。"余氏强调医生要具有"全科"意识和技能，作为识症和治病的基础。在另一部医著《外证医案汇编》中有更详尽的论述："今时内外各专其科。外科专仗膏丹刀针，谙内证者少，内科专司脉息方药，谙外证者不多。病家每遇大症，或兼感冒寒热，疑外科不谙内病，延内科用药立方，每至内外两歧，彼此相左，当表反补，宜托反清，内证未平，外证变端蜂起，攻补错投，温凉误进，贻害非轻。"这些经验之谈，至今仍历久弥新。

流　痰

案1　气血亏虚，胃衰流痰案

孟河巢沛三先生，治一横桥开肉铺者，身上流痰十余块，久溃不愈，色紫黑而肉僵硬，不知痛痒，无脓流水，肌肉皆削，胃气索然。患者曰：我戒口多时，胃气愈败，不知能稍食荤腥否？沛三先生曰：思食胃气尚旺，肉鸭亦可食之。患者曰：若能开荤，死亦瞑目。看其病情，系多服寒凉，气血凝结所致。投以金匮肾气汤，月余，肌肉转红，渐软作痒。至两月后，先生再至横桥，有一人体肥貌丰，叩谢。先生茫然，几不识其人，问其原委，从开荤之后，胃日健旺，一方服六十余剂，疮平肌复矣。所以外症以胃气为本，胃以食所喜为补，若各物禁之，再以寒凉克伐戕胃，或温补壅塞助火，则殆矣。孟子云：尽信书，则不如无书。临证变通，方为上工。

【赏析】

流痰是一种外科常见病，是依其特殊的脓性分泌物而命名的。原属阴疽一类，元代已有治疗的记载，但至清代以后才从阴疽中派生出来，称为"流痰"，属阴证范畴。其后又认识到病变症结在骨骼，亦称"骨痨"，实属一种顽症，因其属虚、属寒、属里，故起病慢，或成脓慢，具有难脓、难消、难溃、难敛的临床特点，治疗颇为棘手。

余氏在《外证医案汇编》中提及："痰凝于肌肉、筋骨、骨空之处，无形可征，有血肉可以成脓，即为流痰""不可使溃，溃之难痊""一经破溃非计月可愈也"，足见此病之顽固。本案为余氏记载孟河巢沛三先生治愈流痰的一则病案。由于寒凝血瘀，故色紫黑而肉僵硬；其病变深在骨髓，感觉迟钝，故并不觉痛痒；从"无脓流水，肌肉瘦削"可推断该患者胃气衰败，气血不足。脾胃为气血生化之源，为人体"后天之本"。顾护胃气应作为处方用药的基本原则，正所谓"留得一分胃气，便有一线生机"。因此沛三先生建议其可以开荤，顾护胃气。流痰之症多由先天不足，肾脏虚损，骨骼空虚，虚邪乘隙而入，肾阳虚衰，脾土失于温煦，津液留滞化湿生痰，寒痰互结，注于骨空，阻塞经络，耗损气血而成。基于该病机，沛三先生投以金匮肾气汤温肾暖脾，温化寒痰，服六十余剂后，疮平肌复。

余氏在案末强调：一、即使外证亦要注重顾护胃气，"外证以胃气为本，胃以食所喜为补，若各物禁之，再以寒凉克伐戕胃，或温补壅塞助火，则殆矣。"二、临证应灵活运用古方，创造性地试治，"孟子云：尽信书，则不如无书。临证变通，方为上工。"

案2 寒凝流痰，胃气为本案

壬午后余至琴川，有张姓，身上数十孔，大如钱，色暗肉僵，流水无腥秽味，不知痛痒，肌肉削瘦，人皆谓杨梅疮。余曰：寒凉凝结。出前医之方，俱苦参、黄柏、木通、翘、栀、芩、连、土茯苓等类。因戒口极净，胃气呆钝。余令其开荤，从先生金匮肾气法。十余剂后，服温通气血之品二十余剂而瘥。后遇类此者数症，莫不应手。皆食先生之德，故记于此，聊志感仰之意。

【赏析】

余氏认为"治病以识证为第一"，临证只有辨证准确、诊断清楚，才能正确施治。且"治病之法，先要立定主见，不可眩惑，自然药必中病"。本案中余氏并未受众医家诊断为"杨梅疮"的影响，立定主见，从"色暗肉僵，流水无腥秽味，不知痛痒，肌肉削瘦"等典型症状推断其为寒凉凝结之流痰。

因前医尽用苦寒渗利之品，且戒口过度，必伤胃气，故建议其开荤，顾护胃气，正如上案中余氏强调"外证以胃气为本，胃以食所喜为补，若各物禁之，再以寒凉克伐戕胃，或温补壅塞助火，则殆矣"。同时遵照上案中沛三先生采用的金匮肾气法，每遇此症，均得心应手。余氏作为中国近代史上著名的医家，与其身为孟河医派的学术传承人是分不开的。

肋　痛

案1　疮劳外证，内外兼治案

壬午，余治琴川兴福卖糕团者肋骨生痈。疡科谓外肺痈，开刀出毒，四十余日疮口不敛，时流稀脓，家窘，听其不治。余诊之，脉来虚弦兼数，呛咳白痰，咳则稀脓流出，渐成疮劳。幸里膜未穿，与蜡矾丸先护里膜，进以金匮旋覆花、千金苇茎汤，旋覆、新绛、枇杷叶、生冬西瓜子、薏米、淮山药、石斛、生扁豆、茯苓、川贝、鲜荷梗、橘叶、鲜百合、毛燕之类，肺胃并治。服三十剂，咳减纳增，脓出渐少而厚。先以提脓末药提之，再以生肌等药填之，两月余而愈。所以缓治平淡，久则自然有功。再服毛燕月余，咳止，疮口平复。如此症或医药寒凉温补乱投，或病家性急不信服药，每弃而不治者多矣。

【赏析】

高秉钧在《疡科心得集》中指出："肋痛生于肋骨间，又名侠荧痛。初起骨间隐痛，渐渐肿起，后或大如杯碗，色或赤或白，疼痛难忍，内肠绞刺。患在左，痛牵右肋；患在右，痛牵左肋。体虚之人，难以胜受。惟此处痛疽，多是内毒却入攻而死者多。人染此患，急宜用针刺出脓血，防其内攻。若至二候，溃出稠脓为吉，溃出清水为凶。"该患者经外科开刀排毒治疗后，多日疮口不敛，时流稀脓，但由于家庭经济窘迫，听之任之。余氏出身孤寒，体世道之艰难，其诊治病人，尽心着力，注重医德。本案中余氏对下层劳动人民甚为关心，不由得感慨其待人之诚。

余氏在《外证医案汇编》中就提出治外兼乎治内，遵循中医外科"消、托、补"的治疗原则，并强调顾护正气、调补气血，遣方用药别具特色，吸取众家所长并结合临证经验加以归纳总结，对中医外科临床具有重要的指导意义。外科将肋痛也称之为外肺痈，因此余氏治疗肋痛与肺痈有异曲同工之处。先与蜡矾丸定痛厚膜，生肌化脓，解毒去秽，保护心膜。金匮旋覆花活血消痰，千金苇茎汤涤痰排脓，生冬西瓜子、薏苡仁、利湿排脓，以"消、托"为主，枇杷叶、淮山药、石斛、生扁豆、茯苓、川贝、鲜荷梗、橘叶、鲜百合、毛燕之类，肺胃并治，注重"培土生金"，服用三十剂后，病情逐渐好转。患者在恢复期服用毛燕月余，病情痊愈。余氏在临证中善用食物疗法，反对滥用补药。本案中虽用补药，但多数属于药食两用，如薏苡仁、山药、扁豆、茯苓、百合、毛燕等。

在准确辨证的基础上，敢于守方也是余氏治病的一大特色。故余氏于案后告诫医者："所以缓治平淡，久则自然有功……如此症或医药寒凉温补乱投，或病家性急不信服药，每弃而不治多矣。"

肺 痿

案 肺脾俱损，虚劳肺痿案

常熟西弄徐姓金陵人，年五十余。

因子不肖，动怒兼郁，咳嗽吐痰。延某医治之，进以木香、厚朴、豆豉、牛蒡等，咳更甚，面红，痰沫频吐，起坐不安。前医见其面红烦躁，进以鲜生地、鲜石斛、栀、翘、芩、连等，更甚。吾友仲鸣徐君，偕余往诊之。脉虚大无力，烦躁面赤，舌白底绛，频频吐痰，满地白腻如米饮，虽臭不甚。余曰：燥伤肺金，再进苦寒，中阳阻遏不通，肺无肃化之权，清阳不能上升，津液不能上承于肺，肺之蓄水不能下行，愈吐愈干，肺将痿矣。即用千金炙甘草汤原方，取姜、桂之辛散，开中宫阻隔之阳，引酸咸柔润之药下行，化津液救上之燥，取参、草、枣培土壮气，使土气可以生金，麦冬、麻仁，润肺而柔阳明燥金，加薏仁泄上蓄之水下行，肺气清肃下降，津液方能上承。此方为《千金》治肺痿屡效之方，故补入《金匮》。后人用此方每去姜、桂，畏其辛热也。不知大雨雪之前，必先微温，一派柔腻阴药，赖辛甘之味可以通阳，藉其蒸化之权，下焦津液上腾，肺之清气自可下降，云蒸雨施，始有效耳。照方服两帖，痰沫已尽，咳嗽亦止。后服甘凉清润，生黄芪、北沙参、百合、玉竹、川贝、枇杷膏、甘草，壮气润肺清热，十余剂而痊。今已五六年，强健逾昔。古人之方，不欺后学。人言将古方治今病，如拆旧屋造新房，使后人拟古酌今，非使后学不用古方也。

【赏析】

肺痿病名首见于仲景的《金匮要略》。清·尤在泾《金匮要略心典·肺痿肺痈咳嗽上气》篇注云："痿者萎也，如草木之萎而不荣，为津烁而肺焦也。"肺痿是指肺气痿弱不用，由于肺脏津气亏虚，失于濡养，以致肺叶枯萎，以咳吐浊唾涎沫、短气、反复发作为主要特征的一种慢性肺脏虚损性疾病，主要由肺脏多种疾病久延而成。前医因诊断失误，进以辛香之木香、厚朴、豆豉、牛蒡，燥伤肺金，咳吐痰沫更甚。又进以栀、翘、芩、连等苦寒之品，遏阻中阳，肺失肃降，清阳不升，津不上承。本案患者年高久咳，加之误治，肺脾俱损，终成肺痿，致令津不上承，反成痰涎，故咳吐浊痰；脾胃受损，运化乏力，故脉虚大无力；中焦化生气血乏功，营卫失和，故有烦躁面赤、舌绛诸症。

《伤寒论》中的炙甘草汤本为"脉结代，心动悸"而设，《千金方》《外台秘要》又用之以治肺痿，可谓气血阴阳俱补之法。该方选用生姜、桂枝之辛散，开中宫阻隔之阳，引酸咸柔润之药下行，化津液救上之燥，喻嘉言谓桂枝辛温可以"通营卫、致津液"；人参、炙甘草、大枣顾护中焦脾胃之气，以滋养中焦化生之源，使津液上承，培土生金，强调要重视对脾胃的调理，是"治痿独取阳明"的具体体现；麦冬、麻仁养阴生津润肺。该方选药甘温甘寒滋润，扶脾胃，润肺燥，体现了《灵枢·终始》所谓"阴阳俱不足，补阳则阴竭，泻阴则阳脱，如是者，可将以甘药"的宗旨。曹颖甫谓："本方有七分阴药，三分阳药，阴药为体，阳药为用"（《经方实验录》）。在此基础上加薏苡仁泄上蓄之水下行，肺气清肃下降，津液方能上承。后服甘凉清润、补气润肺清热之品而痊愈。该案余氏辨证准确，放胆而投，方获桴鼓之效。

本案中患者虽未见有《伤寒论》原文"心动悸、脉结代"的症状，但是通过症状及病史推断出该患者气血阴阳俱虚的结论，立方以炙甘草汤益气通阳，养阴生津。案后余氏告诫后人应学会使用古方，不要死搬古方而不知变通。临证变通并不意味着完全置先哲之方不用，而是要在辨证识症之基础上运用之，要做到有是证即用是方，只要病机契合，即可投药。

肺 痛

案1 邪热壅肺，痰瘀互结案

常熟鼎山高渭荣。

春初咳嗽，至仲春痰中带血，味兼腥秽。延他医治之，进牛蒡、豆豉、枳壳、厚朴等，服后逾甚。邀余诊脉，细数无力，咳嗽痰血味臭，曰：肺痈将成。胸有隐痛，络瘀尚未化脓，尚有壅塞，肺叶所坏无几，急速开提，使脓外出，不致再溃他叶，拟桔梗甘草汤、金匮旋覆花汤合千金苇茎汤。因其脓成无热，用芦头管干者一两，煎汤代水。服三剂，每日吐血脓臭痰一茶盏，至四日脓尽而吐鲜血，臭味亦减，未尽。将前剂去桃仁、桔梗，加枇杷叶、绿豆皮等，服五六剂，血尽。再进以金匮麦门冬汤、千金甘草汤等，加沙参、石斛、百合等清肺养胃而愈。再以甘凉培土生金，调理一月，强健如故。

【赏析】

患者"咳嗽、痰中带血、味兼腥秽"，可以初步判断其病属于中医学"肺痈"的范畴。肺痈病位在肺，《内经》云："热盛则肉腐，肉腐则成脓"，其病机主要为邪热壅肺，痰瘀互结，血败肉腐成痈。临床表现以邪热盛实的证候为主，痰热壅肺，气失清肃则咳嗽痰多；热伤血络，可见痰中带血；此时使用温燥之药，加之邪热犯肺，伤及血脉，致热壅血瘀，若久不消散则血败肉腐，乃成肺痈；痈脓溃破，借口咽而出，故咳吐腥臭黄痰脓血；痰热瘀血，互阻胸中，气机不畅，因而胸中隐痛；若病势迁延，又可出现气阴耗伤，故脉细数无力。有脓必排是治疗本病的重要原则，正如余氏所云："急速开提，使脓外出，不致再溃他叶"，避免闭门留寇。桔梗甘草汤可促进排脓，桔梗祛痰排脓，开其壅结，甘草解其热毒。金匮旋覆花汤由旋覆花、新绛、葱茎组成，原书主治"肝着""妇人半产漏下者"等肝经气血郁滞，着而不行引起的病证。本案中血瘀亦为化腐成脓的病理基础。余氏灵活运用旋覆花汤，因旋覆花性味咸温，功可软坚化痰、下气行水、通脉散结；葱茎性温，功可芳香宣浊，行散通阳；新绛功可理血散寒，祛瘀生新，故将其作为活血消痰之基本方。余氏对千金苇茎汤推崇备至，认为内痈成脓，俱可应用。其中苇茎甘寒轻浮，善清肺热；瓜瓣清热化痰，利湿排脓，能清上彻下，肃降肺气，与苇茎配合则清肺宣壅，涤痰排脓；薏苡仁甘淡微寒，上清肺热而排脓，下利肠胃而渗湿；桃仁活血逐瘀，可助消痈，三方合用，共具清热化痰、逐瘀排脓之效。芦根煎汤代水，清热生津，防止热邪伤津。

桔梗、瓜瓣、薏苡仁均可促进排脓，故服后可见"吐血脓臭痰一茶盏，至四日脓尽而吐鲜血，臭味亦减"，可知热、痰、瘀减轻，故将前剂去桃仁、桔梗，加枇杷叶化痰止咳、和胃降逆、绿豆皮利尿解毒等，服五六剂，血尽。脓血排尽后，以金匮麦门冬汤加沙参、石斛、百合等润肺养胃，千金甘草汤甘以培土，而兼清热利咽。从五行来说，脾胃属土，肺属金，二者是母子相生关系，肺所主之气来源于脾。且脾胃为后天之本，气血生化之源，而气血盛衰与疮疡疾病关系密切，药物亦需脾胃运化吸收才能发挥治疗作用，故治疗肺痈同样需要保护胃气，因此以培土生金法调理一月，病情痊愈。

案2　阳气欲绝，肺痈绝症案

后有常熟白龙港某。

与高渭荣为友，二人酒肆中回，同日咳嗽，亦生肺痈，至高渭荣病愈往探之，即邀余诊之。脉已伏，脓血臭甚，倾吐满地，裸体卧床，用扇扇之，口中闹要吃西瓜、饮冷水。他人摸之，体若寒冰。众人询问何如。余曰：肺已烂尽，一身之阳气，俱从外泄，危在顷刻，卢扁再生，亦无治法。至夜而殁。仲景谆谆告诫，成脓不救，使人早治。然将成未成时，不治必死，治不得法，亦多死。

【赏析】

本案例患者虽亦为肺痈，且痈脓已成，处于"脓透病人活、脓蓄病人死"的境地，但因缺乏早期治疗，病情已发展到肺痈晚期，难以控制，故死亡率高于肺痈早期。余氏诊病时，该患者吐大量脓血，说明热壅血瘀较甚。肺气已绝，阳气外泄，趋于体表，故出现暂时性的恶热喜冷。但体若冰寒，结合脉已伏，说明阳气欲绝，岌岌可危，无药可医。

有病早治是仲景重要的治略思想，其在《金匮要略》中即提出了肺痈"始萌可救，脓成则死"的预后，并告诫后人："成脓不救，使人早治。然将成未成时，不治必死，治不得法，亦多死。"在当时的医疗水平及观察疾病整个过程中能对肺痈下这样的预言，的确是难能可贵的。

案3 肺痈误治，正气衰败案

某寺和尚，冬温咳嗽，每日饮橄榄、芦根汤，数十日，咳呛日久，痰臭不出。就诊于余。脉右寸关数大而硬，时有鼓指。余曰：喉中痰少而臭，脉见右大鼓指，肺痈已经成脓，急宜开提，使脓倾出，免溃他叶，以甘草桔梗、千金苇茎法。服后吐出臭腻黄色脓痰碗余。因其脓出太多，气短纳少。余曰：久咳脓多，肺叶败坏，欲痿之势，进炙甘草汤。他医见之曰：此是酒劳，被其误治，先服桃仁，后服姜、桂，皆非治法。不知古人立方，有奇偶佐使。后延他医治之，迁延月余，吐脓不止而殁。

【赏析】

《医效秘传·冬温温毒》曾记载："冬温者，冬感温气而成，即时行之气也。何者？冬令恶寒而反温热，人触冒之，名曰冬温。"如邪在肺卫，见头痛、无汗、发热、微恶风寒、咳嗽、咽痛等症，治宜辛凉解表，选用桑菊饮、银翘散等。但该患者服用橄榄、芦根汤，恐治不得法，迁延数十日，热势愈盛。就诊时，喉中痰少而臭，脉见右大鼓指，提示肺痈已经成脓，因此与肺痈案1中立法一致，仍以甘草桔梗汤、千金苇茎汤急速开提，促进排脓。患者服后排出大量脓臭痰，并见有气短纳少等正气不足之象，余氏虑其久咳脓多伤肺，肺叶萎败，有转为肺痿之势，故给以炙甘草汤。方中炙甘草、人参可补肺气，润肺止咳；阿胶、麦冬可养肺阴，治肺燥；生地、胡麻仁长于滋补肾水，与胶、地相合又有"金水相生"之功，全方益气滋阴，扶正托毒，去腐生新。这种从发病学治疗的理论依据，来源于外科对痈疡病理基础的认识及治疗痈疡的"消、托、补"基本原则。

但又被他医误治，认为是酒劳，着力于桃仁、姜、桂等发散之法，而忽略照顾正虚之本，反使正气耗散。后又请他医治之，迁延月余，吐脓不止，正气衰败，患者无效死亡。余氏案后云："不知古人立方，有奇偶佐使。"正如刘清臣在《医学集成》中曾言："古人立方，原有君臣佐使，配合无多，效如桴鼓。或静中有动，动中有静；或阴中求阳，阳中求阴，必再三审慎，切勿杂凑成方。"

案4 误用燥药，熵熵自焚案

常熟东门某姓年将周甲。

素嗜饮，痰饮咳痰有年，余每以橘半六君、桂苓术甘等服之皆效。是年咳痰又发，有亲戚某略知医学，颇为关切，与服牛蒡、豆豉、枳、朴等六七剂，咳吐白痰不休，渐渐神昏目瞑呓语，拈衣摸床，舌薄白不渴饮。是晚邀余诊脉，虚缓无力，痰如米粥盈碗。余曰：此肺液也，吐多则成肺痿。喻嘉言先生曰：肺痿见其舌白，恣胆用燥药，令其熵熵自焚而死者，医罪加等。即与千金炙甘草汤。服两剂，痰渐少，稍能言语进谷，神识亦清。后其亲至，因舌白不渴，腻药难进，投以芳香甘温，砂仁、枣仁、木香之类，两帖而逝。生死虽曰天命，岂非人事？甚哉，医道之难。我等既以是为业，为谋衣食计，无所推诿，遇一病必细心推敲，用药亦再三斟酌，尚恐不能取效。况稍涉猎医书，得其粗而遗其精，知其常而昧其变，未尝深思研究阅历有得，病变百出，何从措手。虽云亲朋关切，岂堪轻试？语云：学医废人，能勿惧耶？徐灵胎先生医论中言之甚详，余不赘。

【赏析】

本案中患者因嗜好饮酒，常患痰饮咳嗽，余氏通常对证给予健脾燥湿化痰之橘半六君子汤及温化痰饮之桂苓术甘汤等，均奏效。当再次发作时，却被其一位略知医学的亲戚误治，给以辛散之牛蒡、豆豉、枳实、厚朴等，结果患者咳吐白痰不止，且病情逐渐加重，甚至痰迷心窍，神志昏乱。当余氏再次诊察时，脉来虚缓无力，咳大量脓痰如米粥，舌薄白不渴饮。余氏认为该患者有转为肺痿之势，引用喻嘉言先生之语："肺痿见其舌白，恣胆用燥药，令其熵熵自焚而死者，医罪加等。"因此立即给予千金炙甘草汤。两剂后，病情逐渐好转。然而不幸的是后又被其亲戚误治，只因其舌白不渴，便给以芳香甘温之砂仁、枣仁、木香等，正如喻嘉言先生所云"熵熵自焚而死"。

余氏记录本案患者被庸医误治，是为警醒医者处方用药应谨慎细致，"遇一病必细心推敲，用药亦再三斟酌"。医者应精研医术，切勿"稍涉猎医书，得其粗而遗其精，知其常而昧其变，未尝深思研究阅历有得"。

案5　嗅鼻催吐，巧取异物案

长田岸有孩六岁，正吃饭，被母打一下，大哭，饭正满口，有饭粒呛入肺窍中，后即咳嗽，无寒热，饮食二便如常。就余诊，服肃肺清散之品五六剂，见有寒热，饮食渐减。又停半月来诊，见痰中血丝，色殷而少，胸中隐痛，服苇茎汤合疏开气法，罔效。细询其病之始末。其母曰：吃饭大哭，呛咳而起，咳嗽月余，见血后口中臭秽。余细视血中有白点微黄，脓也。余思食物呛入肺管，壅塞为痛，将灯心刺鼻孔使其喷嚏，吹以皂角末。后得嚏，痰血稍多，再将旱烟喷之，使其咳更甚，咳甚大哭作呕，呕血块两枚，如蚕豆大，兼脓痰。余将血块拈起剔开，中有白色朽腐如饭米形，服以苇茎汤合金匮旋覆花意，另服皂荚丸，一日一粒。服药三剂丸三粒，脓血清楚。再服麦门冬汤加枇杷叶、沙参、石斛之类而愈。故人饮食之间，不可多言喜笑，倘有物呛入肺管成痈，医不能知，自亦不知，酿成大患，可不慎欤。此孩幸是藜藿农家，听医所为，若绅宦之家，娇养柔嫩，即医肯尽心施治，病家未必信，即病家信，医家亦未必肯独任劳怨，治病之弊如此。故治病误于医者固多，病家自误者亦不少。余治肺痈，以宗《金匮》法为最多，芳香金石之品，从来未敢轻试。

【赏析】

余氏师承名门，博采众长，治法全面，不但精于常规治疗，对一些奇特治疗手段亦能应用自如，经常起死回生，化险为夷。本案通过嗅鼻法及催吐法巧取肺管异物。《黄帝内经》中即有"其高者因而越之"的记载，为历代医家临床救急所习用，取效甚速。

皂角，又名皂荚。清代喻嘉言《医门法律·卷之六·肺痈肺痿门》论及皂荚丸时曾言："如棘针遍刺，四面环攻，如是多日，庶几无不入，聿成荡洗之功，不可以药之微贱而少之也。"《蔺氏验方》云："治腹内生疮在肠脏，取皂角不拘多少，好酒一碗，煎至七分温服……极效。"可知皂角治疗内痈早有记载。本案即是单纯服用苇茎汤无效时，结合大剂皂角以"通闭塞""疗壅滞"，促使脓腔溃破，将脓痰与异物排出。余氏非常推崇经方，融会贯通，对证用方，肺痈后期采用经方麦门冬汤加枇杷叶、沙参、石斛之类滋养肺胃，培土生金。余氏这种治疗疾病的方法不伤及人体正气，有利于患者病后恢复的进程，体现了他和缓的诊疗特色，即多和缓补剂，少攻克消导峻剂。余氏在其《外证医案汇编·凡例》中云："昔医以和缓得名，乃左氏寓意。医能和缓者，即为上工。"可见，他认为医者治病能做到"和缓"二字就可以称之为一个好医者。

案后余氏又告诫后人：首先告诫病者"饮食之间，不可多言喜笑，倘有物呛入肺管成痈，医不能知，自亦不知，则酿成大患"，可见余氏对病者尤为关心，足以体现其"医者仁术"；其次告诫医者治疗肺痈不宜采用芳香金石之品，应以"和缓"为大法。

痞　积

案1　脾胃气机不利，升降失和案

甘露镇华姓年五十余。

脘中痞硬，中脘穴高突，按之坚硬不痛。余曰：此气阻积滞壅塞，急宜化滞理气，用枳、朴、槟榔、麦芽、神曲、木香、瓜蒌、砂仁、青皮之类。服两剂，下燥粪甚多，脘中平软如故。后服参苓白术散十余剂，胃苏而愈。

【赏析】

中脘穴位于脐上4寸，主治的疾病有胃脘痛、食不化、腹胀、便秘、痞积等消化系统疾病。患者暴饮暴食，或恣食生冷，或食谷不化，阻滞胃脘，痞塞不通，可出现中脘穴处高突，按之坚硬不痛，而发生痞满。痞满按部位分为胸痞、心下痞等，心下即胃脘部，故心下痞又可称胃痞。如《伤寒论》云："但满而不痛者，此为痞""胃中不和，心下痞硬，干噫食臭""谷不化，腹中雷鸣，心下痞硬而满"。胃痞的病机关键是中焦脾胃气机不利，升降失和；病因为实邪内阻，包括外邪入里，食滞中阻与痰湿阻滞；实则泻之，治法以调理脾胃，理气消痞为本。正如余氏所云"此气阻积滞壅塞，急宜化滞理气"。方中用枳实辛散温通、破气消积、泻痰导滞，厚朴行气燥湿消积，砂仁化湿醒脾、行气温中，常与厚朴、枳实等同用，木香行气调中、健脾消食，槟榔消积下气通便，瓜蒌宽胸散结、润肠通便，麦芽消食健脾消胀，神曲消食健脾和中，青皮消积化滞、和降胃气，治食积气滞，脘腹胀满，常与山楂、神曲、麦芽等同用，以增强消积化滞之功，如《沈氏尊生书》青皮丸。患者年逾五十，平素脾胃虚弱，则运化失职，湿自内生，气机不畅，故饮食不化，胸脘痞闷，肠鸣泄泻，参苓白术散善治脾虚夹湿之证。《医方考》："脾胃虚弱，不思饮食者，此方主之。脾胃者，土也。土为万物之母，诸脏腑百骸受其于脾胃而后能强。然脾胃喜甘而恶苦，喜香而恶术，喜燥而恶湿，喜利而恶滞。是方也，人参、扁豆、甘草，味之甘者也；白术、茯苓、山药、莲肉、薏苡仁，甘而微燥者也；砂仁辛香而燥，可以开胃醒脾；桔梗甘而微苦，甘而性缓，故为诸药之舟楫，苦则喜降，则能通天气于地道矣。"故后服本方益气健脾，调理脾胃以助恢复如常。

案2　阳虚阴凝，水饮内停案

李仪藩常熟毛家桥人。

胃脘中坚硬如盘，约有六七寸，他医皆谓胃脘痛，治之罔效，就余诊之。脉来坚涩，饮食二便行动如常。余曰：饮食二便如常，中宫无病，此非胃脘痛也，痞积症也。寒气夹痰阻于皮里膜外，营卫凝涩不通，况烟体阳虚，阴气凝结少阳，气失运化，非温补不可。进附、桂、鹿角、枸杞、杜仲、巴戟、茴香、当归、仙灵脾、参、术、木香、姜、枣等，温补通气活血，外用附子、肉桂、阿魏、丁香、细辛、三棱、莪术、水红花、麝香、鹿角粉、木香、麻黄等品研末，摊厚膏药贴之。服药五十余剂，贴膏药两月余，而硬块消尽，软复如旧。

【赏析】

结合《金匮要略·水气病脉证并治第十四》中气分病，由于阳虚阴凝，大气不转，水饮停聚心下，所以痞结而坚，如盘如杯。脾主运化水谷、运化水液，脾虚气滞，失于转输，导致水饮内停，痞结心下，心下即胃脘部，故见胃脘部按之坚硬。胃脘痈是指胃体生痈，症见上腹部中下脘疼痛为主的疾病，属内痈之一。胃脘痈其病位以胃为本，与脾、肝、肺关系密切。其病机关键是内外之邪横犯脾胃，血败肉腐所致。实证胃痛而胀，大便秘结不通，脉实气逆，痛剧而坚，固定不移，多用补法治之不效。《圣济总录》："夫阴阳升降，则荣卫流通；气逆而膈，则留结为痈。胃脘痈者，由寒气隔阳，热聚胃口，寒热不调，故血肉腐坏。"诸书少论此病，惟孙真人言此。后学以此论乃胃热为邪治之，初以疏利为先，以消毒托里退胃热，此为良法。不识病者，误人不浅，可不慎之。余氏诊后，患者脉坚涩，饮食二便行动正常，因脾胃同居于中焦，脾主升清，胃主降浊，清升降浊则气机调畅。病邪所阻，气机升降失常，中焦痞塞不畅而发生胃痞，而非胃脘痛也。患者素体阳虚生寒，阳虚不能制约于阴，阴寒之气凝结于少阳皮里膜外而生痰，寒凝脾胃失健，水气失于运化，水湿不化，酿成痰浊，痰气交阻，中焦气机不利，升降失常，而成痞满。故施以温补脾胃，温化痰湿之法，进服附子、肉桂补火助阳，鹿角温肾助阳，枸杞、杜仲补肝肾，巴戟、仙灵脾补肾助阳，茴香温中散寒行气，当归补血活血散寒，人参、白术补脾益气，生姜、大枣调和诸药等，用以温补通气活血。患者病机复杂，病程日久宜缓治。膏剂有外敷和内服两种，外敷膏剂是中医外治法中常用药物剂型。在中医理论里，膏剂具有很好的滋补作用，擅长使用于大病后体虚者。清代著名医家叶天士曾谓："食物自适者即胃喜为补"，故外用附子、肉桂、阿魏、丁香、细辛、三棱、莪术、水红花、麝香、鹿角粉、木香、麻黄等品研末，补肾助阳、健脾利水、活血化瘀、行气止痛、化积消块等，内服外用调理两月，痞块消除，恢复如常。

胃 痈

案1 寒气隔阳，热聚胃口案

福山塘谢姓年逾知命。

不咳嗽，吐脓血，不甚臭。余曰：此胃痈也。成脓之后，速达于下，用千金苇茎法，去苇茎，加瓜蒌、丹皮、酒制大黄、甘草。服后大便下脓血甚多。后进冬瓜仁、薏仁、丹皮、甘草、白术、橘白、生扁豆、石斛、竹叶等。待脓尽，服扶胃清热十余剂而愈。

【赏析】

《疡医大全》："胃痈之发，必先中脘穴隐痛不已，令人咳吐脓血，寒热如疟。由寒气隔阳，热聚胃口所致。以寒气逆于胃。故胃脉沉细，以阳气不得上升，故人迎紧盛。"《内经》曰：中脘隐隐痛者胃疽，其上肉微起者胃痈。《圣济总录》云："胃脘痈，由寒气隔阳，热聚胃口，寒热不调，故血肉腐坏。以气逆于胃，故胃脉沉细。以阳气不得上升，故人迎紧盛，令人寒热如疟，身皮甲错，或咳嗽，或呕脓唾血。若脉洪数，脓成也，急排之。脉迟紧，瘀血也，急下之。"故"成脓之后，速达于下，用千金苇茎法，去苇茎，加瓜蒌、丹皮、酒制大黄、甘草"。千金苇茎汤为治疗肺痈的常用方，其中冬瓜仁清热化痰，利湿排脓，能清上澈下，肃降肺气，桃仁活血化瘀，使瘀消痈散；肺主宣发、肃降，肺与大肠相表里，大肠通畅则肺得肃降，桃仁润肺滑肠，与冬瓜仁配合可泻湿热从大便而解；薏苡仁甘淡微寒，上清肺热而排脓，下利肠胃而渗湿；瓜蒌清热化痰，消肿散结；丹皮辛苦微寒，清热凉血，散瘀消痈；大黄苦寒攻下，泻肠中湿热郁结，祛肠中稽留之瘀血；甘草性甘平，清热解毒，调和药性；共奏泻热破瘀，散结消痈；故服后可见"大便下脓血甚多"，后加服冬瓜仁、薏仁上清肺热而排脓，下利肠胃而渗湿；丹皮清热散瘀消痈，甘草清热解毒，白术补气健脾，橘白健脾和中，生扁豆健脾化湿，石斛滋阴清热、益胃生津，竹叶清热除烦生津等，加强排脓，同时保护胃气；二者是母子相生关系，肺所主之气来源于脾。且脾胃为后天之本，气血生化之源，而气血盛衰与痈疡疾病关系密切，药物亦需脾胃运化吸收才能发挥治疗作用，故治疗胃痈同样需要调理肺气。

案2　热结于胃，热盛肉腐案

邵镜泉，浙江宁波人，年五十余。

在常熟设肆。壬午，因遍体络脉抽痛，余为愈之。二三年终日坐一小楼，饱食喜卧，日久胃脘阻硬不舒，延某姓医治之，云湿热，诊十余次，罔效。又延当时盛名之医治之，曰食滞湿热，立方服二十余剂，中脘高突。往苏省就马培之先生诊之，曰：胃脘痈也。当留苏十余日，服药十余剂，待脓成熟，穿针泄毒，可不穿膜腐肠。邵服药两帖，少效，旋常熟，五六日亦不服药，听其脘中高突。吾友松筠张君曰：既上年遍身络痛，是某治愈，何不邀诊？余诊其脉，来疾去迟，关寸见数，胃脘按之甚软，高突如覆杯。余曰：胃脘痈也。内脓已成，即向苏就马君处，或刀或针刺穿，待其毒泄，免穿里膜腐肠胃，若迟则膜穿胃腐不救也。病者以余言太甚，怒色曰：胃若成脓，何以饮食二便如常，口中及大便何以不出脓血？余曰：脏腑不和，疮发于外，营卫稽留，经脉血涩热胜，恐肉腐脓向内溃，腐烂肠胃，若不早开外泄，必贻后悔。病者曰：脏腑未坏，先戳穿肚皮，不敢将命试马君之艺，君勿言之。余曰：忠言逆耳，良药苦口，敬谢不敏。后邀某外科治之无效，经四十余日，回宁波延医治之，不识何症，到宁波府城中请著名外科视之，曰胃脘痈脓成，二百金包治，病者亦愿。不料已经内溃，出头三处，出脓数碗，渐渐胃败而殁。呜呼，医学难全者，即此也。内科不能刀针，尚可饰说，有号称有名外科，一见内痈，刀针手法，毫无把握，聊将膏药敷药敷衍，酿痈成患，往往腐肠穿膜而毙，较内科方药误人何如耶？惟愿后贤于开内痈之法，能潜心考核耳。学内科者，内痈刀针，不能不学。若逢内痈，内外科各相推诿，遗误尚堪问乎？

【赏析】

《疡医大全》："胃痈之发，必先中脘穴隐痛不已，令人咳吐脓血，寒热如疟。

由寒气隔阳，热聚胃口所致。以寒气逆于胃。故胃脉沉细，以阳气不得上升，故人迎紧盛。"《内经》曰：中脘隐隐痛者胃疽，其上肉微起者胃痈。《圣济总录》云："胃脘痈，由寒气隔阳，热聚胃口，寒热不调，故血肉腐坏。以气逆于胃，故胃脉沉细。以阳气不得上升，故人迎紧盛，令人寒热如疟，身皮甲错，或咳嗽，或呕脓唾血。若脉洪数，脓成也，急排之。脉迟紧，瘀血也，急下之。"胃为六腑之首，为水谷之海，主受纳及腐化水谷。《素问·病能》曰："诊此者当候胃脉，其脉当沉细，沉细者气逆，逆者人迎盛，甚盛则热。人迎者胃脉也，逆而盛，则热聚于胃口而不行，故胃脘为痈也。"《诸病源候论》曰："痈者，由六腑不合所生也，六腑主表，气行经络而浮。若喜怒不测，饮食不节，阴阳不调，则六腑不合。荣卫虚者，腠理则开，寒客于经络之间，经络为寒所折，则荣卫稽留于脉。荣者血也，卫者气也。荣血得寒则涩而不行，卫气从之，与寒相搏，亦壅遏不通。气者阳也，阴气蕴积，则生于热，寒热不散，故积聚成痈。"患者饱食喜卧，蕴积胃脘，从而使火热内结于胃，毒伏胃膜，逆于腠理，久则热盛肉腐而生溃疡之患。中医九不治：不信中医者，难治；不遵医嘱者，难治；讳疾忌医者，难治；执于已见者，难治；朝秦暮楚者，难治；不以为然者，难治；顾虑重重者，难治；盛气凌人者，难治；病入膏肓者，难治。患者脓已成，因不及时治疗，失治、误治后，常可发生多种变证，如胃穿孔，甚或危及生命。故告诫后人，内外科医师应精进医术，提高专科医疗技术水平，掌握疾病的发展过程、转归、预后，依据疾病的临床表现，辨识内外科疾病，积极予以诊治。

肝　痈

案1　肝火虫毒，气血腐败案

余治胁痛肋痛等症甚多，皆肝之外候也，内消理气消瘀，虫蚁搜络，俱可取效。惟肝之本脏生痈，未曾遇见。忆昔在业师处，施姓妇素有肝气，丧夫后因立嗣争产不能决，后胁肋刺痛，经吾师治愈。经阻三月不通，觉左肋内由脐旁引痛腰脊，肌肉不变，重按之内觉极痛。吾师曰：此肝痈也。用延胡、柴胡、川楝、青皮、归尾、木香合桃核承气法下之。下紫血片如鸡肝，一剂后痛大减。再进消瘀理气疏肝解郁数十剂，经通痛止而愈。吾师曰：若肝经络脉生痈，当用理气活血之轻药，取其轻可入络。若痈生于本脏，当用破血理气之重药，取药重力专，直攻本脏也。肝为藏血之脏，血壅气阻，叶胀成痈，故速下之，使肝中气血疏通，肿亦可消。治内痈虽属理气消瘀，同一治法，然各脏引经之药，必须用之。倘不用引经之药，反伤他脏气血矣。

【赏析】

痈生于肝脏的称为肝痈。肝痈是因邪热虫毒等瘀积于肝，致气血腐败，酿成痈脓。以急起发热，右胁痛，右胁下肿块等为主要表现的内脏痈病类疾病。本病多因肝郁化火，肝胆不和或膏粱厚味，湿热虫积，壅结于肝；也有因闪挫跌仆等外伤而致血络瘀阻郁结而成，故见胁肋刺痛。肝主冲任，冲任是实现脏腑与胞宫之间的经络联系，是运行气血的通道。《临证指南医案》："女子以肝为先天"。肝的疏泄功能和藏血功能正常，则气血调和，肝藏血，运行通畅，月经方可正常来潮。肝失疏泄，冲任功能失常；因患者素有肝气，肝郁气滞，郁阻日久化火成瘀，月经壅阻日久，不通则痛，故见左肋内由脐旁引痛腰脊，重按之内觉极痛，吾师曰：此肝痈也。肝痈的发生，与郁怒动气，肝火内生，感受外邪，邪入肝络，饮食不节，嗜食甘肥等因素有关。《辨证录·肝痈》曰："然而肝痈不只恼怒能生，而忧郁亦未尝不能生痈也。"用延胡索活血行气止痛；柴胡条达肝气、疏肝解郁、止痛；川楝子苦寒降泄、能清肝火、泄郁热、行气止痛，用于肝郁化火所致诸痛证；青皮辛散温通，苦泄下行而奏疏肝理气、散结止痛之功；归尾活血止痛，木香行气止痛，合桃核承气法破血下瘀。《伤寒论》原治邪在太阳，循经入腑化热，与血相搏结于下焦之蓄血证。方中桃仁与大黄并用为君，桃仁活血破瘀，大黄破瘀泻热，两者配伍，瘀热并治。桂枝通行血脉，助桃仁活血行瘀，芒硝泻热软坚，助大黄下瘀泻热，共为臣药，炙甘草护胃安中，缓诸药峻烈之性，以为佐使，五味配合，共奏破血下瘀之功。同时口服消瘀理气疏肝解郁数十剂，下瘀血，疼痛减轻，月经通畅，痛止后痊愈。吾师曰：若郁怒动气，肝火内生，感受外邪，邪入肝经，肝经络脉生痈，肝痈早期，邪正交争，此时多正气未虚，治宜以祛邪为主，当用理气活血之轻药，取其轻可入络。若痈生于本脏，及至肉腐成痈，正气已耗，此时宜在祛邪之中佐以扶正托脓之品。当用破血理气之重药，解毒消痈、补气托毒并进，直攻本脏。肝为藏血之脏，血壅气阻，叶胀成痈，故未溃前以消为主，兼以清、下，使肝中气血疏通，肿亦可消。内痈的基本治法为理气消瘀，依据各脏的发病机理不同，应用不同的引经药，清代尤在泾说："药无引使，则不通病所。"肝经的引经药有青皮、吴茱萸、川芎、柴胡；若不用，易伤他脏气血。

案2　肝郁化火成瘀案

丁亥六月，余治常熟大河镇某姓妇，早寡，上有老姑七十一岁，两代孀居，携子耕读安居。不料有某暗侵其产，事至成讼，幸邑尊剖断如神，产业保全。结案后左胁肋及少腹脐旁作痛，大便秘结，小溲不通。他医进以五苓、八正、导赤等渗利之品，周效。就诊余寓，问病之始末。余曰：肝络系于二阴，肝主疏泄，少腹刺痛，是郁怒伤肝，恐生肝痈，急宜疏肝达下。用川郁金、金铃皮、香附、延胡、柴胡、木香、橘叶、归须、瓜蒌、厚朴合逍遥散等一剂，另服通关九三钱。大便已通，小溲亦畅。后原方增减服两剂，痛渐愈。因姑有疾，即开船回家。余思此症日久必成肝痈，幸争讼得直，屈有所伸，怒有所泄，肝气尚可展舒，未致酿成大患，否则其害尚堪问平。

【赏析】

患者素体劳累过度，忧思过度，肝气郁结，肝郁气滞，气郁化火，灼伤肝血，气滞血瘀，如进一步发展易成肝痛。体现中医"未病先防，即病防变"的治未病的理论体系。足厥阴肝经循行路径为：环绕过生殖器，至小腹，夹胃两旁，属于肝脏，联络胆腑，向上通过横隔，分布于胁肋部，故见左胁肋及少腹脐旁作痛。肝络系于二阴，肝主疏泄，肝的疏泄功能失调，肝络失和，肝郁气滞，气滞血瘀，不通则痛，肝经过少腹，故见少腹刺痛，急宜予以疏肝解郁活血通络，并佐以少量化瘀药物。方用川郁金活血行气止痛，金铃皮泻水通便，香附疏肝解郁、行气止痛，延胡活血行气止痛，柴胡疏肝解郁，木香行气止痛，橘叶疏肝行气，当归须活血行气止痛，瓜蒌润肠通便，厚朴下气积满，合逍遥散疏肝解郁、养血健脾，共为一剂；佐使通关丸滋肾通关，主治下焦血分、小便不通；大小便通畅。后按原方基础上增减药物剂量加服两剂，少腹疼痛渐愈。而他医仅仅予以口服五苓散利水渗湿、温阳化气，八正散清热泻火、利水通淋，导赤散清心利水养阴等渗利之品，单纯攻下利尿，无效。余氏由此感悟，本症为肝络失和，肝郁气滞，以气为主，病在气分，治以疏肝解郁为主，而前案则是气滞血瘀日久而成肝痛，已发展至血分病变，治以疏肝行气止痛，破血下瘀为主，故病机病位不同，治法用药亦不同。

肠 痈

案1 热毒血热，血败肉腐案

余临症五年，遇肠痈数人，始萌未成脓者，或理气消瘀温通，服药而消者，茫不记忆。有一人未能成功，自愧医学不精，刀针手法，缺少师承，听其内溃而死，至今顾影自惭，故录出为后日之戒。余乙酉三月间从孟河至琴川，余友仲鸣徐君过余寓，谈及其店中学生某，住南门外坛上切纸坊内，因腹痛已有三月未愈，烦子过一诊。

余往诊之，脉来滑数，一身肌肉尽削，发热，少腹左角作痛，日夜哀号。余细将其少腹按之，少腹左角一处独痛，细按掌下，惟痛处肌肉最热。问其原由云：服热药热物更痛，服凉药凉饮稍舒。余细按其最热处已郁郁有脓，蝈蝈有声，看其两足，能伸能屈。余曰：此乃内痈。经服药三月，未曾有言内痈者，吴萸、姜、附、桂热药过多，煅炼成脓。余不能刀针使脓外泄。此脓在肠外膜里，若脓从大便出，肠必腐坏，若脓从脐出，里膜必穿。如有名手能开，脓从原处而出，可望生机。若脓从大便脐中出者，俱属不救。余写牡丹皮散合活肠散毒丹法主之，即辞曰：从速延疡科开之，尚有生机，迟则不救。当日即延著名疡科视之，逐日更医，皆束手。延至十余日。脐中溃脓，胃气渐败而逝。呜呼，疡科不能治内痈，听其自溃而不早治，酿成大患，何异援兵任人居危城之中，罗雀掘鼠，不能济之以粮，又不能突围救之，听其自毙乎。余思之，扪心自愧未习刀针手法，误人性命，所以徐灵胎谓叶天士，内科不知外科，得医术之半。

余谓：内科不能识症，外症不能刀针，一遇内痈，皆如云中观月，雾里看花，挨延日久脓成，听其自溃而死，医者能诿为无过乎？甚矣，医术之难全也。

【赏析】

余氏临床五年，治疗肠痈者数人，肠痈是肠腑内发生痈肿的急性腹部疾患，中医文献有"大肠痈"和"小肠痈"之分。相当于西医的急性阑尾炎及结肠炎；初期未成脓者，正盛邪轻，治以理气消瘀温通之法，脓肿消除，病已痊愈。唯有一人未能成功，现就此例分析如下。

患者腹痛三月，发病日久，病程较长，耗伤气血，气血不和，瘀而化热，热毒、血热日久化痈成脓，遇热疼痛更甚，遇冷疼痛稍舒，余氏曰：此乃内痈。肠痈，痈疽之发肠部者，出《素问·厥论》。肠痈为外科常见急腹症。相当于西医的结肠炎；细菌感染是肠痈的主要发病原因。多因饮食不节，暴饮暴食；或过食油腻，生冷不洁之物，损伤肠胃，湿热内蕴于肠间；或因饮食后急剧奔走，导致气滞血瘀、肠络受损；或因寒温不适、跌仆损伤、精神因素等，均可导致气滞、血瘀、湿阻、热壅、瘀滞、积热不散、血腐肉败而成痈肿。患者服热药日久，吴茱萸辛热燥烈，易耗气动火；干姜辛热，为温中散寒的主药，本品燥烈，阴虚内热、血热妄行者忌用；附子辛、大热、燥烈，阴虚阳亢忌用；肉桂辛、大热，补火助阳，阴虚火旺，里有实热血热妄行出血忌用；一派热药后，导致热毒内聚，瘀结肠中，血腐肉败而成痈脓。余氏予以清热凉血、化脓消痈、排痈解毒为法，方用牡丹皮散主治血瘀，活血凉血散瘀止痛；合活肠散毒丹主治败毒溃脓，肠痈已成，消痈解毒排脓。患者脓已成，因不及时治疗，失治、误治后，常可发生多种变证，如肠穿孔，甚或危及生命。故告诫后人，内外科医师应精进医术，提高专科医疗技术水平，掌握疾病的发展过程、转归、预后，依据疾病的临床表现，辨识内外科疾病，积极予以诊治。

案2　肝郁血凝，热毒内聚案

凡治内痈，妇女较男子更难。余忆在师处，有丹徒某大族新妇，经停三月，皆谓有娠，至四月，少腹作胀而痛，皆云妊娠而挟肝气，服金铃、左金等，痛更甚。后邀吾师，因天雨不愿往，令余代之，坐车十余里，又渡江四五里，喘息未定，宅内请诊脉矣。上楼，楼窗紧闭，病人坐幔中，色不能望，音不能闻，问亦不答，手在幔中伸出，切脉迟紧，重按亦涩。余曰：此血气被寒凝滞。问曰：腹中痛乎？旁人代答少腹左边甚痛。舌又不能看。余又问曰：二便如何，少腹痛处可硬？旁人皆不言，病者羞涩不答，余亦无可如何。尚未午餐，楞腹已甚，手软无力，即请纸书方。余曰：少腹作痛，气滞血凝，日久防成内痈。即用桃仁承气，去芒硝加当归尾、延胡、香附等。闻有妇女在旁唧唧言曰：有妊四月，脉中尚看不出，反言内痈。明知此方决不服矣。饭毕回寓，与吾师述及情由曰，望闻问切，四字皆无，孙真人未诊先问，扁鹊见色知病，如此隔靴搔痒，余实不能。后延他医，皆安胎养血，云产前宜凉，方皆不离黄芩、白术。至经停五月，见寒热，少腹硬肿，后脓窜入腿缝，延外科治之，有曰横痃[1]，有曰便毒，杂药乱投，脓水淋漓，胃气日败而毙。所以病家如此，医家如此，鲜有不误者也。此误不在医家，而在病家。奉劝富贵之家，有病延医，望闻问切，当尽其技，病家受益多多矣。

【注释】

[1] 横痃：又称便毒，是指各种性病的腹股沟淋巴结肿大。初期形如杏核，渐大如鹅卵，坚硬木痛，红肿灼热，或微热不红。穿溃后流脓液，不易收口，称为鱼口，一说生于左侧为鱼口，右侧为便毒。

【赏析】

内痈（急腹症）是以急性腹痛为主的一类腹部疾患的总称。具有起病急骤、变化快、病情重的特点；如不及时治疗，常可产生多种变证，甚或危及生命。妇女比男子更难鉴别诊断及治疗。余氏见一大族妇女，经停三月，疑有妊娠，至四月，少腹作胀疼痛，认为妊娠后挟肝郁气滞，肝失疏泄，不通则痛，服金铃子散疏肝泄热、活血止痛，左金丸清泄肝火止痛，疼痛较前加重。后邀吾师不往，余氏代之急诊治。问诊：少腹左边疼痛严重，切诊：脉迟紧涩，无望诊、闻诊。四诊资料不全，少腹作痛，疑为妇女左侧附件炎，寒凝气滞血瘀，肝经过少腹和胁肋，肝郁气滞，肝失疏泄，气滞血凝，日久恐热毒内聚，瘀结肠中，血腐肉败恐成痈脓；用桃核承气汤破血下瘀，去芒硝加当归尾活血行气止痛，延胡活血行气止痛，香附疏肝解郁、行气止痛等。患者家属对余氏医术不信任，暂不愿配合治疗，故拒绝服药。余氏与吾师详述病情，望问闻切四诊资料不全，暂不能明确诊断；他医皆认为产前易感寒，寒凝气滞，日久瘀热，以安胎养血之法，方用黄芩、白术等，如当归散，用治怀胎蕴热，胎动不安之症；至经停五月，症状见寒热错杂，少腹硬肿，脓已破溃窜入腿缝，已成内痈，属外科疾病。外科医师认为横痃，又称便毒，是指各种性病的腹股沟淋巴结肿大，杂药乱投，脓水淋漓，胃气衰败而亡。《灵枢》云："发内痈内疽者，其本经募上肉必浮肿，募中必时时隐痛，浮肿为痈，隐痛为疽，此即内痈内疽之验也。"齐氏曰："脏腑肠胃，内痈内疽，其疾隐而深藏，目既不见，手不能近，所至难矣。但以诊脉辨之，亦可知也。若其脉洪数者，脓已成也；设脉迟紧，虽脓未就，已有瘀血也，宜急治之。不尔，则邪气内攻，腐烂肠胃，不可救也。"所以病家求诊态度存疑，对医家不信任，对疾病无法得到明确诊治，失治、误治，使疾病发生变证，影响对疾病的判断，属中医九不治。不信中医者，难治；不遵医嘱者，难治；讳疾忌医者，难治；执于己见者，难治；朝秦暮楚者，难治；不以为然者，难治；顾虑重重者，难治；盛气凌人者，难治；病入膏肓者，难治。故告诫病人治疗疾病时，应寻找医术高超者，对医家信任，积极提供资料及配合治疗。

肾俞发

案 肾阴阳两虚案

余思肾俞发皆属虚证，实证则百无四五，或其人正气本实，或膏粱煎煿辛辣，饮食不节，瘀血积于肾经膜外，或有之，然余未见也。忆昔年在梁溪，遇王君者香邀余诊视，脉来虚数，咳嗽多痰，肾俞发平场已溃两孔，脓稀黏腻，脂水淋漓，他医专以甘凉治肺止咳。余曰：水亏本旺，木叩金鸣，肾虚则水泛为痰，当先治肾。寒凉温补宜并用，一清相火，一通肾阳，坎离既济，阳随阴长，阴随阳生。以肾气丸加知、柏、猪脊髓为丸，每日三服，每服二三钱。另服甘温补剂，戒以屏劳绝欲，戒酒辛炙。至百日后，此痈肌肉已平，疮口亦合，胃气甚旺。后竟宴客纵欲，豪饮无度，旧疮复发，红肿，疮口溃裂。经疡科服牛蒡、银花等寒凉之品，疮色更红高突，以致胃惫面红汗出，痢下腹痛而殁。肾俞发将及一年，服滋补而瘥，因其纵欲阴伤，龙雷[1]外越。余未见龙雷之火而暴雨能制之者，服寒凉则虚阳更燔，戕脾胃生生之气，岂有不死者乎？

【注释】

[1] 龙雷：又名龙雷之火，即相火。相火属肾，寄于肝、胆、心包、三焦等脏腑，能温养全身，推动脏腑的功能活动。《医贯·相火龙雷论》："相火者，龙火也，雷火也。"《医学心悟·论清法》："内伤之火，虚火也，龙雷之火也。"

【赏析】

"痈之大者"名发，说明其病变范围较痈大，病情较痈重。相当于西医的疖、痈并发蜂窝组织炎，急性蜂窝组织炎。《医宗金鉴》外科卷上，肾俞发此证生肾俞穴，在腰骨两旁陷肉虚，有单有双，单者由酒色湿热而成，双者由房劳怒火而发。若疮形红活高肿，十四日生脓属顺；若疮形紫黑，干枯坚硬，应期无脓属逆。或脓稀伤膜者，系真阳血气大亏。初宜服人参养荣汤，或加减八味丸以救其源。《证治准绳》:"肾俞发即腰疽,又名连肾发,又名下搭,生十四椎傍腰肾之间,由房劳太过,致伤肾水,令水口干,寒热大作,百节俱痛。治之稍缓,溃烂透膜者死。若见咳嗽呕哕,腰间似折,不能俯仰,饮食不纳者死;溃而脓水清稀,腐烂腥秽,迷闷不醒厥逆者不治。"肾俞发多属虚证,实证少见,或其人正气实,或嗜食膏粱煎炸厚味,饮食不节制,致瘀血积于肾经膜外而发。余氏曰:"肾为肝之母,肾五行属水,肝五行属木,肾水亏虚,不能制约肝木,故水亏本旺;脾五行属土,肝木克脾土,木叩金鸣,肾虚不能制水,脾为生痰之源,水泛为痰,当先治肾。寒凉温补宜并用,一清相火,一通肾阳,坎离既济,阳随阴长,阴随阳生。以肾气丸补肾助阳,加知母清热泻火、滋阴润燥,黄柏清热泻火、退虚热,猪脊髓能补精髓、益肾阴,常与补肝肾和滋阴降火的方药配用为丸;另加用甘温补剂以扶正,忌过度劳累、辛辣刺激的食物,禁房事过度,戒酒,百日后,此痈肌肉长平,疮口愈合,胃气恢复。而他医专用甘凉治肺止咳,治标不治本,收效不佳。因患者宴客纵欲,豪饮无度,房劳怒火加之酒色酿湿成热而致痈疮再次发作,红肿,疮口溃裂,经疡科服牛蒡、金银花等寒凉之品,疮色更红高突,面红汗出,胃气衰败,饮食不纳者死。肾俞发已发病一年余,口服滋补之药扶正可痊愈,因其纵欲过度损伤肾阴。龙雷之火:龙火,指肾火;雷火,指心火。心属火居于上为阳,心火须下降于肾,助肾阳使肾水不寒;肾属水居于下为阴,肾水须上济于心,资心阴是心火不亢。心火不能下降于肾,肾水下凝;肾水不能上济于心,心火独亢;肾阴虚于下,心阳亢于上,虚阳外越,阴不制阳,真阳血气大亏,胃气衰败而死。

悬 痈

案 脾虚气陷，火毒炽盛案

外证与内证看法虽异，其理则同，从中有假热假寒，最难明察。譬如伤寒之戴阳，寒极似热，面红目赤，口燥假渴，索饮冷水，仲景有通脉四逆加猪胆汁汤、白通加人尿猪胆汁汤。如温病之热深厥深，陷入营分，肤冷肢厥，喜热饮不喜凉饮，反用紫雪丹、至宝丹、犀角地黄、白虎、竹叶石膏等汤。此皆内科之假寒假热也。外科亦然，有一种皮色泛红，阴分不足，虚阳外越，服温补肿势渐平，红色渐褪。亦有色白坚硬，平塌不起，外显虚象，乃是火毒凝结，气血不能通畅，一服凉散，皮色即红，肌肉渐松。

此外证之假寒假热也。此等证最易误治，然细心者断不至误治，究竟有元气脉息见症虚实可凭。余忆十余年前，余姨岳母素有便血，本属早寡多郁，后起悬痈，生于谷道之前溺道之后，先起块作痛。即至孟河诊之，皆云湿热，服苦参、黄柏、薏仁、草薢等苦寒渗利。数剂后日见其甚。再复诊，服数剂卧床不起，症势日剧。着余妇代看之，云：皮色泛红，光亮如梨，按之甚热。用田螺水磨番木鳖，调冰片搽之稍安，干则更痛，再搽。后邀疡科诊之曰：悬痈溃后为海底漏，死证也。合家惊惶。正在岁终有事，无可如何。余曰：素有便血，本属脾虚，虽有肝气兼湿热，肝络系于二阴，补中益气汤最宜。此方之升麻、柴胡，即是疏肝之品，当归是养肝之品。东垣先生曰：治脾不若治肝，木气条达，土气自舒。参、草甘温助脾，白术、陈皮调胃祛湿。余将补中益气本方加茯苓泄其已阻之湿，大剂三服，痛减红褪而肿收。再服两剂，而饮食渐增，肿退尽，痛亦止。后服归脾汤五六剂，平复如故。至今十余年，强健如昔。所以补中益气汤人皆云升清，不知东垣先生方中有疏肝扶土之妙。鄙言以为何如。若依疡科用苦寒淡渗利湿清热，此症决致不起。

【赏析】

悬痈是一个病名。①系指生于上腭，形如紫李的肿物。多由火毒炽盛所致，治宜泻火解毒，消肿止痛。也即上腭痈。②系指会阴部脓肿。又称海底漏。此症一名骑马痈，系前阴之后，后阴之前屏翳穴，即会阴穴，系任脉经首穴也。初生如莲子，微痒多痛，日久肿痛，形如桃李。由三阴亏损，兼忧思气结，湿热壅滞而成。其色红作脓欲溃，若破后溃深，久则成漏，以致沥尽气血，变为疮劳。至孟河处诊之，认为是湿热，服苦参、黄柏、薏仁、萆薢等苦寒渗利之品，数剂后症状较重。余氏看后云：皮色泛红，光亮如梨，按之甚热。田螺水来源于《外科正宗·卷三》，主治痔疮坚硬作痛，及脱肛肿泛不收者；制备方法：用冰片 5 厘研末，以针挑起螺盖，将冰片入内，平放片时，待螺渗出浆水。番木鳖主要用于痈疽肿痛，田螺水加番木鳖，调冰片搽之疼痛稍安，干则更痛，继续外搽。余氏曰：素有便血，本属脾虚，虽有肝气兼湿热，肝络系于二阴，补中益气汤最宜。补中益气汤为补益剂，具有补中益气、升阳举陷之功效。主治脾虚气陷证，以及脱肛、子宫脱垂、久泻久痢、崩漏等。此方之升麻、柴胡，即是疏肝之品，当归是养肝之品，为补血之圣药，补血活血。东垣先生曰：治脾不若治肝，肝克脾，肝五行属木，脾五行属土，木气条达，土气自舒。人参、甘草甘温助脾，白术、陈皮调胃祛湿。余氏将补中益气本方加茯苓健脾渗湿而止泻，可用为补肺脾，治气虚之辅佐药；大剂三服，痛减红退而肿收。再服两剂，而饮食渐增，肿消退，疼痛消失。归脾汤具有益气补血、健脾养心之功效。故后服归脾汤五六剂，恢复如常。至今十余年，强健如昔。所以辨证对于治疗疾病很重要，对于方剂的理解和灵活应用需要很深造诣，故补中益气汤不仅有升清作用，而东垣先生方中则有疏肝扶土之妙用。若依据疡科医家单纯使用一派苦寒淡渗利湿清热之剂，未扶正气，会导致此症出现变证，加重病情。

痔　漏

案　热毒内蕴，气血壅滞案

《内经》云：因而饱食，筋脉横解，房室劳伤，肠澼为痔。风热不散，谷气流溢，传于下部，故令肛门肿满，结如梅李核，甚者变而为瘘也。五脏切宜保养，勿令受邪，既成痔漏，当调饮食，寡欲节劳，皆可带病延年。余三十岁时，肛侧外如李，溃脓后深寸余，插药条逐日有脓，中按有孔，如豆大而深，余掺以海浮散，膏药盖之，内服调和气血之药，一月痊愈如故。后逢房室劳碌，即作胀流水，余即寡欲节劳，今已十五六年未发矣。

【赏析】

《古今医鉴》："夫痔漏者，肛门边内外有疮也。若成不破者，曰痔；破溃而出脓血、黄水，浸淫淋沥久不止者，曰漏也。由乎风、热、湿、燥合而致之。古方分为二十四种，名状不同，究其所因，亦不过久嗜辛热炙煿新酒，及房欲忧思，蕴积热毒，愤郁之气所成也。或藏于肛门之内，或突出肛门之外。蕴积深者，其状大；蕴毒浅者，其状小。或流脓水，或出鲜血，有妨行坐，痛苦无任，久而不愈，则成漏也。"中医文献中痔有三种含义，一是人体孔窍突出性疾病的统称，二是所有肛肠疾病的总称，三是内痔和外痔的统称。痔的临床特点是便血、脱出、肿痛反复发作，并随年龄增加而逐渐加重。多因饮食不节，过食辛辣，酒色过度，湿热内生，下注大肠所致；或因久泻久痢，久坐久立，负重远行，便秘，妊娠而引起阴阳不和，气血纵横，经络交错，浊气瘀血流注肛门而成；或因脏腑本虚，情志失调，内蕴热毒，以致气血壅滞，结聚肛门肿突为痔；或因外感风、湿、燥、热之邪下冲肛门所致。余氏三十岁时，肛门外有痔突出，已破溃出脓血，用塞药法具有消肿、止痛、止血等作用，外敷法具有消肿止痛，收敛止血，祛腐生肌等作用。海浮散见于《疮疡经验全书》卷四，组成：乳香、没药，用法：上药研细末，掺患处，恶肉自消，功用：祛腐生肌，止痛止血，主治疮疡溃后，脓毒将尽，乳癌溃破等。内治宜祛风除湿，清热解毒，同时配合调和气血之药，扶正气祛邪外出，一月后痊愈；应清淡饮食，注意休息，节制房事，预防其复发。

前　阴

案　湿热下注，蕴结成毒，血败肉腐案

外科刀针手法，虽有传授，然心思灵敏，各具禀赋。闻之吾师曰，孟河巢大先生，刀针治法，巧夺天工，不愧名医。有上海世家某姓女，受湿阴门溃烂，外科敷以生肌药，后俱长合，仅余一小孔，惟能溲溺，生育无望矣。又请医剖开，仍敷以止血生肌药，长合如故。连剖数次而俱长合，痛苦万状，闻者惨然。偕其兄特到孟河就医于先生，述病情始末。巢某曰：甚易，一月可完璧归赵。奈其事实难，不能治也。其兄问故。巢某曰：此症非父子、母女、夫妇不避嫌疑，不可施治，若欲吾治，当拜吾为义父。兄妹允诺。数日后将此女携入内室，先服健脾补气养血利湿等调理药十余剂。后用白蜡和生肌药置火上熬熔，将油纸剪方，拖满药汁，作夹纸膏百张。再将女前阴用刀破开，上止血药，以夹纸膏双叠折好，命病人正卧，夹入前阴缝中，溲则去之，溲后拭尽再夹，日三四次，约用去夹纸膏七八十张，两旁俱已完全长好。其巧思非他人所能想到，巢某可谓绝世聪明矣。

【赏析】

外科刀针手术技术，虽无人传授，但心思灵敏者，各具禀赋。女子前阴包括阴户、玉门、阴道，女子前阴发生的病变，称为前阴病。常见的前阴病有阴痒、阴疮等。前阴是女性生殖系统的一部分，它通过经络与脏腑相联系。肝足厥阴之脉"入毛中，过阴器，抵少腹"，足少阳之脉"入毛际，合于厥阴"。《素问·厥论》说："前阴者，宗筋之所聚。"足厥阴、足少阴之筋，皆"结于阴器"；足太阴、足阳明之筋，皆"聚于阴器"。冲脉与阳明合于宗筋；任脉出于会阴，过阴器，以上毛际；督脉"女子入系廷孔""其络循阴器"。前阴通过经络、经筋及冲、任、督三脉与肝、脾、肾等脏腑有直接或间接的联系，因此，前阴病的发病

机理有直接和间接两个方面。直接机理是前阴局部感染邪毒、病虫、或受外伤；间接机理是脏腑功能失常累及前阴发生病变，脾肾阳虚，湿浊下注，日久化热，湿热浸淫，可致阴痒、阴疮。前阴病的治疗，一般是内服药调理脏腑以治其本，配合局部外治法以治其标。同时，前阴病重在防护，注意前阴的清洁卫生，防止邪毒、病虫感染，对避免和减少前阴病有重要意义。妇人前阴产生疮，甚则溃疡，脓水淋漓，局部肿痛者，称为"阴疮"，又称"阴蚀"。本病相当于西医学的非特异性外阴溃疡、前庭大腺炎脓肿破溃等疾病。多因湿热下注，蕴结成毒，或因正气虚弱，寒湿凝结而成。患者下焦感受湿热之邪，或郁怒伤肝，肝郁化热，肝气犯脾，脾虚湿盛，湿热下注，蕴结成毒，腐肉为脓，而成阴疮。治疗原则，应按热者清之、寒者温之、湿者化之、坚者削之、虚者补之、陷者托之的原则处理，常采用内外合治的方法。因患者患病日久，疾病反复发作，正气虚弱，寒湿凝结，故先服健脾补气养血利湿等调理药十余剂，先扶正；后加用白蜡味甘、性温，止血生肌，敛疮；和止血生肌药如云南白药、三七、止血灵、仙鹤草、白芨、紫草、茜草和白茅根等，置火上熬熔，将油纸剪方，拖满药汁，作夹纸膏百张。油膏现称软膏，是将药物和油类煎熬或捣匀成膏的制剂。其有柔软、滑润、无板滞黏着不舒的感觉，尤其是对病灶在凹陷折缝之处，使用油膏更为适宜。治疗时间宜久，日三四次，约用去夹纸膏七八十张，两旁俱已完全长好；用于溃疡腐肉已脱，新肉生长之时，摊涂宜薄，若过于厚涂则使肉芽生长过剩，影响创口愈合。

截　臂

案　蛇毒侵袭，气血壅滞，热盛肉腐案

后汉华元化刮骨疗毒，传为千古绝技。吾孟河马氏之刀针手法，素有家传。余见马日初前辈，治一小童，年十五岁，因割草为土灰蛇咬伤手背，漫肿干瘪，皮皱肉黑，臭不可近，黑色渐近尺泽。踵门求治。先生曰：肌肉已死，治亦无益，若再延下，黑至肩腋，毒攻入心，必死无疑，不如去之。先用参一两，煎汤与服，待半日许，饮以麻药，用红带两条，一扎上白肉处，一扎下黑肉处，俱扎紧，中空一寸，乃黑白交界之处，以锋刃将肉割开，上止血丹，割至露骨寸许，骨亦青黑，即用锉将骨四围锉断，取下其手，以止血生肌药敷之，包以玉红膏，调理一月，其肉长复。此等手法，较之古人，亦无愧色，疡科中有几人能望其项背哉。

【赏析】

截臂属中医外科处理毒蛇咬伤后的一种截肢方法。土灰蛇就是蝮蛇的一个品种。因色泽类似土灰色，又经常盘踞成团得名，是一种毒蛇。毒蛇咬伤是指人体被毒蛇咬伤，其毒液由伤口进入人体内，而引起的一种急性全身性中毒性疾病。蛇毒是一种复杂的蛋白质混合物，含有多种毒性蛋白，新鲜蛇毒为黏稠液体，呈弱酸性，透明或淡蓝色。蛇毒的主要成分有神经毒、血循毒和酶类。中医学认为，毒蛇咬伤人体后，毒液从伤口而入，侵蚀肌肤，入于经络或营血，内攻脏腑而发生中毒。蛇毒为风、火二毒，风者善行而数变，风毒侵袭经络，轻则经气不利，气血流行不畅；重则经脉瘀阻，经气不至而麻痹；尤重者风毒闭肺至呼吸麻痹或风毒传肝而引动肝风。火毒生风动血，火邪入侵，气血壅滞，迫血妄行，则患部肿胀、出血；热盛肉腐，则肌肉溃败；热入营血，则寒战高热，神昏谵语；蛇毒攻心，耗伤心气，致心气厥脱，而致死亡。毒蛇咬伤是一种严重的急性外伤

性疾患，能否及时有效地进行抢救和处理，对病情转归和预后差别很大。人参的肉质根为著名强壮滋补药，适用于调整血压、恢复心脏功能、神经衰弱及身体虚弱等症；先饮参汤，半日后，饮以麻药，立即在距伤口 5～10cm 近心端和皮肉腐烂处进行缚扎。目的在于阻止蛇毒的吸收和扩散，以阻断静脉血回流而不影响动脉血流为原则。然后进行截肢，同时予以《贵州民间药物》，"治蛇咬伤，止血丹适量，捣绒敷伤口周围"。止血丹味苦，性寒，入肝经，散毒，行血，主治蛇咬伤，外用：适量，鲜草捣敷。即用锉将骨四围锉断，以止血生肌药如云南白药、三七、止血灵、仙鹤草、白芨、紫草、茜草和白茅根等，外敷。外包以生肌玉红膏，主要成分是白芷、甘草、归身等，有活血祛腐，解毒消肿，生肌止痛的功效，主治痈疽、发背等疮，溃烂流脓，以及疔疮、疔根脱出需长肉收口者。用此方调理一月，其肉长出收口。此手法精湛，值得后人学习。

额上生虫

案　脾胃失运，湿热内生，浸淫肌肤案

常熟东乡某额上至发际，下至眉心，三四寸许，痒痛非常，搔之流水，以麻丝刮之，指甲搯之，如虮虱有声。就诊于余。余曰：物朽则生虫，虫生于湿，额上药力难及，宜以末药擦之。用苍术、黄连、乌梅等份研细末，痒时搔破，即擦以药末。十余日痒止结痂，半月余痂落，平复如常。此等症服药无效，非外用末药不可。是以学内科者，不可不兼明外科也。

【赏析】

湿疮，中医病名。湿疮是由多种内外因素引起的一种皮损形态多样，总有瘙痒糜烂流滋的过敏性炎症性皮肤疾患。中医文献记载有浸淫疮、血风疮、粟疮等多种名称。相当于西医的湿疹。本病具有多形性损害，对称分布，自觉瘙痒，反复发作，易演变成慢性等特点。多因禀性不耐，脾胃失司，内有胎火湿热，外受风湿热邪，蕴阻肌肤而成；或风湿热邪侵袭，营卫失和，气机受阻，湿热蕴结，浸淫肌肤所致；或饮食失节，伤及脾胃，脾失健运，湿热内生，留恋于内不得疏泄，外泛肌肤而成。因部位在额部，口服药力不及，本病以清热利湿止痒为主要方法，外治法用温和的药物。《金匮要略·疮痈肠痈浸淫病脉证并治》说："浸淫疮，黄连粉主之。"《素问·至真要大论》谓："诸痛痒疮，皆属于心"。药用苍术辛散苦燥，长于祛湿，用于湿疹；黄连清热燥湿、泻心火解毒，治皮肤湿疮，可用黄连制成软膏外敷；乌梅外敷能消疮毒，可治胬肉外突、头疮等；三药合用等份研为细末，待痒时搔破，擦于额上，后痒止结痂脱落如常。因发病部位特殊，不宜用内服药，应用外治法方可奏效；急性湿疮后期，滋水减少、结痂时，以保护皮损、避免刺激、促进角质新生、消除残余炎症为原则。急性者忌用热水烫洗和肥皂等刺激物洗涤，应

避免搔抓，并忌食辛辣、鸡鸭、牛羊肉、鱼腥海鲜等发物。所谓"病不辨则无以治，证不辨则无以痊"，因此内科医家应同时了解外科技术，对病家的疾病更加有益。

菖蒲根洗痔

案　阴阳不和，气血壅滞，结聚肛门案

毗陵曹青岩先生，讳禾，著有医学读书志三卷，上始轩岐伊尹，由汉唐直至国朝，读书数百家，一一皆有评论。余读其书，深服先生无书不读，博学多闻，为医道中出类拔萃者也。阳湖赵惠甫，先生之老友也。言及幼时痔漏，治之无效，问先生。先生曰：前有一典中司帐者，肛漏有数十孔，穿肛穿臀，更穿及股髀，百药不效，求治于余，亦不能治。过数月，忽见典夥行走如常。问用何药，笑而不答。遍访其中使役之人，知是用水菖蒲根一味，逐日煎水熏洗而愈。赵公试之果验。因秘方不可湮没，故录之以俟后之试者。又一人用竹茹做椅垫，夏天坐之，亦验。又有一方，余屡试之亦验，用向东杨树根四两，白蜡一两，五倍子一两，槐花一两，生石膏末一两，胡桃壳四两，煎汤熏洗，亦效。但成漏管则无用耳。

【赏析】

《古今医鉴》："夫痔漏者，肛门边内外有疮也。若成不破者，曰痔；破溃而出脓血、黄水，浸淫淋沥久不止者，曰漏也。由乎风、热、湿、燥合而致之。或藏于肛门之内，或突出肛门之外。蕴积深者，其状大；蕴毒浅者，其状小。或流脓水，或出鲜血，有妨行坐，痛苦无任，久而不愈，则成漏也。"中医文献中痔有三种含义，一是人体孔窍突出性疾病的统称，二是所有肛肠疾病的总称，三是内痔和外痔的统称。多因饮食不节，过食辛辣，酒色过度，湿热内生，下注大肠所致；或因久泻久痢，久坐久立，负重远行，便秘，妊娠而引起阴阳不和，气血纵横，经络交错，浊气瘀血流注肛门而成；或因脏腑本虚，情志失调，内蕴热毒，以致气血壅滞，结聚肛门肿突为痔；或因外感风、湿、燥、热之邪下冲肛门所致。痔漏发病日久，反复不愈，可用验方，如菖蒲根《纲目》："治中恶卒死，

客忤癫痫，下血崩中，安胎漏。散痈肿。捣汁服，解巴豆、大戟毒。"性味：辛温，功效：祛湿解毒，外用治痈疖等，故用菖蒲根拣去杂质，洗净，稍浸泡，润透，切片煎水后熏洗祛湿解毒，治痈疽肿毒，痔漏可痊愈。单药竹茹清热凉血泻火，外用消痈肿，适量，收效甚好。验方东杨树根微苦、凉，清热解毒，消炎；白蜡味甘、性温，止血生肌，敛疮；五倍子酸、涩、寒，外用，有解毒、消肿、收湿、敛疮、止血等功效，可用于疮疖肿毒，湿疮流水，溃疡不敛，脱肛不收等；槐花苦、微寒，凉血止血，清肝泻火，主治便血、痔血、血痢、崩漏等，外用适量；生石膏末性大寒，煅用敛疮生肌，收湿，止血，外用适量，多煅过用，研末；胡桃壳苦、涩、性平，治血崩，乳痈，疥癣，散结消痈，外用适量，煎水洗；六药合用煎汤熏洗，共奏祛湿解毒、散结消肿之效。已成漏管者不宜使用。

附录　余听鸿生平及学术思想

一、生平简介

余景和，生于 1847 年（清道光二十七年），卒于 1907 年（清光绪三十三年），字听鸿，号少愚，又号萍踪散人，江苏宜兴人，为晚清名医。其父余胪卿，是邑内著名诸生，死时景和才 9 岁。母缪氏，娴熟诗礼。余景和后来著书，得力于母教不浅。13 岁随兄往孟河城，在天宝堂药铺曹焕树（秋霞）门下习业，闲时翻阅医书。次年，余听鸿十四岁，被"胁掳"入太平军中。其母缪氏及长女、四、五、六女俱殉难。余听鸿充苦役，随军历至江西、安徽、浙江等，阅时五年。至十八岁，同治甲子（1864 年），天京陷落，余听鸿乘机逃走。他不避艰难，得归宜兴，又走孟河，至则寻兄，并仍留天宝堂药铺，勤奋自励，暇则于《医宗金鉴》冥心搜讨。余景和自述："至十四岁……余被胁掳，历至江西、安徽、浙江等处。至十八岁，同治甲子，江苏克复，长途千里，不避艰难，得归宜兴。"[余景和.《余氏宗谱 余庆录 自述》一卷. 光绪三十年十二月二十日.] 余景和于《伤寒》《金匮》《内经》《难经》等已细绎数载，愧无师承。费兰泉曰："若读勤矣，然不得师，则事倍功半，盍从吾游乎!"乃入先生之门，居三年为入室弟子。余景和师承孟河名医费兰泉 3 年，尽得其传，对当时名家兼容并蓄，医术大进，内科、外科造诣皆深，善治内科杂病，亦兼通外科、喉科。其居孟河 20 余年，后移居常熟，悬壶济世。因其医德高尚，医术精湛，治病精思，屡起沉疴，名声大噪，故有"余仙人"之美誉。

二、著作情况

余景和一生著述颇多，其中被刊行出版的医籍医案有《余注伤寒论翼》四卷、《外证医案汇编》四卷、《诊余集》一卷（上海科技出版社 1963 年再版时更名为《余听鸿医案》），未被刊行出版的医籍医案有《海虞寄舫医案》两卷、《伤寒六经病解》若干卷、《伤寒启蒙集稿》七卷。余景和不仅自己著述颇多，而且还好于收集名家医案，他曾云："余居孟河廿余年，集马培之徵君、费晋卿观察、益三马军、佩堂丁君、沛三巢君，日初马军、费兰泉先生、麓泉堂伯，诸前辈旧方至数万页，未得梓行。"

三、《余听鸿医案》内容述要

《余听鸿医案》原名《诊余集》，刊印出版于民国七年（1918），在其殁后12年，由其婿丁仲英（丁甘仁次子，配余之三女以衡）、后学恽铁樵及子振基、振元校订。萧退庵为书名及扉页题字，恽铁樵撰《余听鸿先生家传》位于卷首，薛元超、丁元彦、郑传笈、丁泽周、陈德音、郑兆兰等六人为书作序。《诊余集》于1963年由上海科技出版社再版并更名为《余听鸿医案》，只保留了薛元超和丁元彦二序。《余听鸿医案》共辑录疾病九十二门，医案一百十九则，所辑录医案主要涉及内、外、妇、儿、耳鼻喉等科。记载了余氏用经方治疗危急重症及疑难杂病的经过和体会，以及辑录的前贤验案及民间验方。文笔朴实，详而不繁，夹叙夹议，深入浅出，通俗实用。余氏治法全面通权达变，不但精于常规治疗，对一些奇特治疗手段亦能应用自如，如催吐法、嗅鼻法等，常能起死回生，化险为夷。丁甘仁在《诊余集》序中云："吾吴医学之盛，甲于天下，而吾孟河名医之众，又冠于吴中。此不必远引古事，即证之吾友听鸿余君《诊余集》中而见矣！"足见《诊余集》的学术价值。《诊余集》书中所载医案大部分为余景和生平临证经验，此外还包括其恩师费兰泉先生和余景和朋友的医案，还有一些传诵的民间单方。本书的医案记录详实真切，薛元超在《诊余集·序》中云："以余之陋，所见医案亦数十家，类皆罗列群方而略药物重量与其剂数，卒无如先生所为书者。"此外，书中的医案来源均注明出处，郑传笈在《诊余集·序》中云："至于案中各方，或己见独出，或师友商酌，或得之耳闻目见，无不备志源委，此尤取其人为善，不稍掠美之深意在矣。"丁泽周在《诊余集·序》中云："至于某方某案之得于师友者，亦复备记始末，其不昧师门之传授，心挚矣！"这些都显示了余氏严谨的治学态度。《诊余集》不愧为一本具有学术价值的医籍，为广大中医界所珍视，也受到中医爱好者的喜爱！

四、《余听鸿医案》学术思想及学术特色

1. 治病以识证为第一要务

余氏治病，首先强调识证。在《余听鸿医案·虚胀》中特别强调指出："故治病以识证为第一。"但识证须四诊合参，他说："孙真人未诊先问，扁鹊见色知病……望闻问切，当尽其技。"他认为，治病只有辨证准确，识证清楚，才能下药遣方正确，如果辨证有误或者识证不清，结果只能是贻害无穷，草菅人命。所以余氏对于如何正确清楚地识证非常重视，因此也积累了很多经验。其在《余听鸿医案·虚胀》中云："所以治胀病当分虚实脏腑为最要。"他认为，治胀病必须要先分清脏腑虚实。如果是虚胀投以破气攻伐之药，或者是实胀投以补虚温中之药，都会断送患者的生机。在前人治痿的基础之上提出了自己的特色，他认为治疗痿证当分干与湿。《余听鸿医案·痿》中云："治痿诸法，《证治准绳》各书言语甚为纷繁。以余思之，用法当简，惟干、湿二字足矣。"

他说："治病之方法，先要立定主见，不可眩惑，自然药必中病。"对临床辨证论治，不为陈规旧律所束缚，如不能见胀即投破气，见黄便施苦泄。如治便秘，既有大黄、芒硝、厚朴、莱菔子、瓜蒌皮、枳实之通关导下；也有枸杞、肉苁蓉、当归、麻仁、柏子仁、党参、陈酒、白蜜之温阳通润。如何选用，贵在辨证精确，立法处方才能无误。他说："人之大便不通，如河道之舟不行。气不畅者如舟之无风，当服以理气药；如河中水涸、舟不得行，当进以养血润肠药；如河中草秽堆积，当服以攻积导滞药；如有坝碍阻塞，当服以软坚攻下药；如河中冰冻不解，不得行舟，当服以温药，使暴日当空，春回寒谷，东风解冻，其舟自通。"形象而生动地阐述了便秘的辨证施治大法，足见余氏时时处处注重辨证的学术思想。

2. 推崇医圣张仲景，善用并灵活化裁经方

余景和恩师费兰泉先生对于张仲景的《伤寒杂病论》评价颇高，余景和在《余注伤寒论翼·自序》中云："费兰泉先生曰：南阳《伤寒论》为医家之正宗，乃学者之津逮，万世不出其范围者也。后贤叠为注释，删补数十百家，当择其善者从之，细心研究，极其变化，终身用之而无尽期，此仲圣之书不可不读也。"

此外，费兰泉曾在《余注伤寒论翼》中云："四大家得仲景一偏之见，俱能名世。"费兰泉先生认为，攻邪派张子和的汗、吐、下三法是由张仲景的麻黄汤、桂枝汤、柴胡汤、葛根汤、瓜蒂散、栀子豆豉汤、承气汤等方领悟出来的；补土派李东垣的脾胃论，温中升阳法，是由张仲景的建中汤、理中汤、人参汤、四逆散等方领悟出来的；火热派刘河间的治火之法，利水清热，是由张仲景的白虎汤、竹叶石膏汤、大黄黄连泻心汤等方领悟出来的；滋阴派朱丹溪的补阴配阳之法是由张仲景的复脉汤、猪肤粉蜜汤、黄连阿胶汤等方领悟出来的。

余景和受其恩师费兰泉先生影响，颇为推崇张仲景及其《伤寒杂病论》，他称赞《伤寒杂病论》为万世方书之祖，若运用得当可治百病，为医者不可不读。例如，余氏在《外证医案汇编·自序》中云："仲圣恐去古日远，学术渐歧，勤求古训，博采众方，删繁归简，成《伤寒卒病论》，为万世方书之祖。"在《伤寒启蒙集稿·制方大法》中云："仲景之书，医学之大成、方书之正宗，不读伤寒而为医者，如儒者不讲四子六经，专攻时艺作文，而希冀功名者，根底全无矣。"临床上，余氏善于使用经方，能灵活运用《伤寒论》方调治杂病。他说："仲景之方人皆畏难不用，然病至危险，非仲景方不能挽回耳。"如以黄连汤治疗噎膈，真武汤治肾虚痰升气喘，乌梅丸治肝气厥逆，桂枝加龙骨牡蛎汤治疗久疟寒热往来和自汗盗汗，猪肤汤治久咳、失音下利，黄连阿胶汤治风热下利便血等。他善用仲景方，屡挽危急重症。如桂枝汤加人参、干姜治阴斑亡阳；桂枝加龙骨牡蛎汤合复脉汤治阴阳并脱；小建中汤合附子理中汤治虚斑亡阳；五冬散治暑风痉厥；乌梅丸治腹痛肝厥、厥阴伤寒以及邪犯厥阴之昏厥，等等。在《余听鸿医案》中余氏辑录的自己治疗的验案部分，有确切名称的方剂共计58方，在这58方之中有25方出自张仲景《伤寒杂病论》（其中出自《伤寒论》19方，出自《金匮要略》6方），余氏应用张仲景经方治疗疾病占到自己全部方剂比例约43.1%，基本达到了半数。由此可见余氏善用张仲景经方之一斑，也可以看出张仲景及《伤寒杂病论》对余氏的影响是非常之大的。

余氏深得《伤寒论》辨证论治之精髓，善用经方，但又不囿于经方，能够临证化裁经方，灵活辨证用药。他强调临证必以表里寒热虚实为准绳，又须灵活化裁，随证而变。他在《余听鸿医案》中发出这样的感叹："人云仲景之法能治伤寒，不能治调理者，门外汉也。"余景和虽然善用张仲景经方治疗疾病，但是他认为一些经方有时并不能完全符合患者的具体情况，所以医者临证必须掌握如何根据患者具体情况进行经方的加减化裁，而不是一味地拘泥于经方，只有学会灵活运用经方，临证才能事半功倍。余氏提倡把《伤寒论》和《金匮要略》二书杂糅到一起，一并作为诊治疾病的参考，不能单纯地认为《伤寒论》就是治表不治里，《金匮要略》就是治里不治表，要学会融会贯通，对证用方。

3. 治病不拘泥于"伤寒"与"温病"之说

余景和对于《伤寒杂病论》理解颇深，但不拘泥于"伤寒"与"温病"之说。他认为医者临证之时不应该拘泥于"伤寒传足不传手，温病传手不传足"之说，这样会限制住临证的灵活性，他主张"伤寒温病归于一例，见病施方，不得被手足两经分之所误"。一方面，他认为现在温病治疗中所涉及到的部分方子出自于《伤寒杂病论》，例如白虎汤、承气汤、陷胸汤、理中汤、四逆汤、白通加猪胆汁汤、黄连阿胶汤、白头翁汤、复脉汤等；另一方面，他认为《伤寒杂病论》中部分经方虽然没有在治疗温病中充分给予肯定，但是治疗温病也确有疗效，例如栀子豆豉汤、桔梗汤、麻杏石甘汤、栀子甘草汤、三泻心汤、连翘赤小豆汤、茵陈蒿汤、承气汤、白虎加人参汤、竹叶石膏汤等。所以，余氏认为温病与伤寒其实是相互杂糅交叉。

4. 治大病善用"吐"法

费兰泉先生善用"吐"法，余氏在桃叶吐痰案中说到："吾师用吐法最多，并不执于瓜蒂、栀子，虽吐法一例，而随证施法，巧夺天工。今人于吐法废而不用，仲景六法中已少一。"在恩师的影响下，余景和治病对于"吐"法的应用理解深刻，在临证中善用吐法治疗大病，屡屡奏效。他在气厥案中云："余见肝厥、食厥、气厥等症，惟有吐法为最速耳。所以吐之一法，不可弃而不用也。"在余氏医案中，有以吐法取胜的多个实例。其用吐法治疗石姓患者食厥、陶姓患者之气厥和徐姓幼女腹痛肝厥等，均取得良效。所用吐法有用羽毛探吐、服用盐汤，或用花椒、藜芦、雄黄细末调服，或用桃叶捣汁等多种方法。

5. 擅长食疗，取法自然

余景和对于食物疗法颇为看重，对于其他医家平淡中见神奇的食物疗法也是兼容并蓄。书中所载几则食疗治病验案多是用以佐治大病、重病。他认为食疗用之得当，亦足以充当重任。余氏根据《内经》"精不足者，补之以味"之意，先用老肥鸭 1 只、水海参 1 斤、猪蹄 1 斤，三物用大砂罐炖，再用大剂滋肾填精之品，藉以鸭肉、海参汁助之。先以食治，润滑食管肠道。再如，以山芋治脾泄便溏日久。余氏用西瓜汁灌服，再进以人参白虎汤治小儿厥深热深；以甘凉之梨汁、蔗浆润之治疗久服温补之品而成消渴之患。余景和在运用食物疗法治疗大病重症时不拘一格，如有牛筋、鹿筋、羊胫骨、鸡翅、淡菜等肉食，也有梨汁、蔗浆等素食，取材简便，方法易学，寓神奇疗效于平淡之食物中，体现了余氏实用的临床风格。

6. 反对滥用补药，提倡药当中病

他认为，滥用补药不仅不能裨益于患者身体，而且有百害而无一利。如果人体健康并无疾病，在滥用补药后很容易伤及人体正气，或治病过程中妄用补药，可造成严重后果。书中收录食参目盲案、小儿食参变痴案，均为过用补药，所幸都被余氏治愈。还记载了久疟服参即毙案和女子发疟服桂玄参汤后次日即毙案。因此他在《余听鸿医案·食参目盲》中感慨到："人身无病，不可论药，一日服药，十日不复""药能中病，大黄为圣剂，药不中病，人参亦鸩毒，服药者可不慎乎"。以提示滥用补药的危害，希望引起医生和患者的重视。

7. 善治内科，兼治外科

他认为医者治病应该内外两科相互结合，不能偏门，其治病善于内外两科相结合。书中记载了很多内外科结合治疗的案例，如发背、流痰、胁痛、悬痈、痔漏等。且为了能够弥补因内外两科医者意见分歧或是彼此相互推诿而造成的患者延误乃至是不治的遗憾，他还著述了外科医案集《外证医案汇编》。书中选辑了清代名家如陈学山、薛生白、缪宜亭、叶天士、徐灵胎和自己的外科验案共计七百七十二则，分为四卷，一十三部，七十三门。余氏在《外证医案汇编·凡例》中云："此案虽云外科，方案之中，内证十有七八，如骨槽风、失荣、瘰疬、时毒、风痰、耳目鼻唇齿舌咽喉乳疬、胁肋茎囊痔疮、肛瘘、内痈、肺痈、胃痈、肝痈、大小肠痈、肾俞痈、肛痈、产后痈疡、溃疡变症，俱内外合治之症。"《外证医案汇编》每部之后都有附论。在附论中，余氏大多是从内科诊断治疗等方面补充外科诊断治疗方法的不足。在《外证医案汇编·凡例》中云："上古方

书，内外不分，《内经》有痈疽篇，《金匮》有疮痈篇，《千金》《外台》、四子诸家，无不讲究外证。"又云："疡科刀针围贴，具有衣钵相传，立法用药，不出内科之理。"余氏这种治病主张内外两科相结合的思想，在今天有非常重要的现实意义，这些医案对后世医家也起到了非常重要的参考作用。

8. 精通妇人病，不拘成规

《余听鸿医案》书中记载了很多妇产科病案，有子痢、胞阻、胎前吐泻、滑胎、产后咳痢、产后中暑、产后气脱、产后血脱、血分、黄带，等等，均经其治愈。其治疗妇产科辨证准确，当补则补，当温则温，不拘泥胎前忌热、产后忌补、产后不可见风等旧有成规。指出："治病不在胎前产后，有病则病当之""如曰胎前忌热，专用寒凉，杀人在反掌矣""惟药不论补泻，贵乎中病，斯言尽之矣"。如子痢案中李吉甫夫人妊娠七月，痢下红白。他医治以利湿清热分消，痢更甚，肠滑后重，一日夜百余度。余氏用升提温涩补中益气法治愈，而不拘泥胎前忌热。产后咳痢中余氏以十全大补汤化裁温补，后加服人参固摄患者下焦之气，咳痢均愈，而不拘泥产后忌补。产后中暑案中产妇生产正在酷暑，窗户密闭，帏幔重遮，以致热中于里，逼阴外出而大汗，成仲景白虎证。余氏即将席置地上，令产妇卧于地，用盆置井水于旁，使其安卧片时，即拟仲景白虎合甘寒类药调理而愈。余氏以此案告诫医者不可拘泥于旧有成规局限认识，对我们现在的临床具有很好的指导意义。

9. 医德高尚，敢于担当

余听鸿不仅医术高超，而且医德高尚，诊治病人，必尽心着力，以救死扶伤为己任，不邀功避罪；把患者当亲人，贫者求诊不受酬谢，且周以药资。其在戴阳案中云："为医者，当济困扶危，死中求生，医之责也。若惧招怨尤，袖手旁观，巧避嫌疑，而开一平淡之方以塞责，不徒无以对病者，即清夜自问，能无抱惭衾影乎？"故凡诊治危急证证，常忘却己事，整日守护而不倦。又遇贫者求诊，常不计诊金，且赠以药。如关格案中赵姓女因饮食作呕不能食，延医误治，杂药乱投，大伤津液而成关格之症。其以大半夏汤加淡苁蓉、牛膝、肾气丸为一方，以标本兼治。但病人服药即吐，余氏巧施心思，设诸药浓煎后，置于鸡鸣壶中炖温频服一法。服药三四剂后，病人下关得通。又据患者干者能咽有一线生机，巧设肾气丸和入蒸饭捣丸一法，令病人用大半夏汤吞之。如此关格重症，精心调理三月而痊。他高兴地说："余于此证，焦劳两月，始能治痊，亦生平一快事也。"又如痉厥案病人家贫不能服药，束手待毙。余氏不吝药资，贴药资三千余文愈此危症，并慨为"生平一快事也"。真是难能可贵！余氏的医德深为人们所称颂，《外证医案汇编·序言》说："其人朴诚温厚，绅官乡民就诊者，慎思切问，毫不异视，无诡谀骄傲之容，绝时髦矜夸之习，知非寻常医佣所可拟，斯真有道之士也。"

10. 勤于学习，不嫉同行

余氏勤勉好学，潜心研讨，不惜跋涉，求胜己者而师之。同治六年（1867），他师从于孟河费氏名医费兰泉先生，成为费氏外族弟子之一。同时悉心留意当时名医王九峰、马省三、费士源的处方用药及辨证法则。他认为学医者非闭门造车，应广采众同行之长，补己之短，使医术经验不断丰富和提高，方能成为高明医者。他不断地学习，除认真读经典医书外，还重视同行和自己在实践中积累的有效经验，包括吸取民间验方充实自己，这对提高其医术大有益处。他博采众方，精思妙构，不管是经方、时方还是民间单方，只要有确切疗效，都记录在案，为己所用。如脾泄案中记载了一例他医取山芋色黄味甘入脾之意，治疗患者脾虚泄泻便溏之症。通过这个验案，余氏认为山芋虽然是食物，但是因为其色黄属土，味甘入脾，淡去湿，以土包裹取以土助土之意，以火烤熟取以火生土之意，为医者能做到如此巧思妙想，值得学习并记录在案。脱肛奇治案中姜姓医将锈铁三斤浓煎沸汤，置便盆内熏洗之，再将活吸铁石二两煎浓汁饮之，其肛渐收而上，再服提升之品，调理月余痊愈。对此法之效，余氏对此大加赞赏："为医者，读书之余，又须广见其闻，此法可为巧夺天工矣！"

余氏不仅勤于学习，而且善于学习。虽然余氏非常尊重医界前辈们，但他在临证并不一味迷信盲从医界前辈。如在黄疸案中其同窗邹端生患黄疸日久，孟河诸前辈，始从湿热治之，进以黄柏、茵陈、四苓之类，不效。余氏经过仔细诊之，见患者脉细，色淡黄而青，舌白口淡，进以姜、附、茵陈、五苓合香燥之品，数剂而愈。

余听鸿一生谦虚好学，虽享盛名，却从不骄矜自负。书中孟河诸家的验案，皆一一标明姓氏，并认真地记叙学习体会，不掠人美。他尊敬同道，曾赞邵幸修："其生平为人，性直气爽，不谈人短，不攻同道，不持己才，不耻下问，深可敬也。余每过之作长夜谈，娓娓不倦。余有过，彼戒之；余有善，彼赞之。"

余氏在《余听鸿医案》记录自己的临证医案，并不文过饰非，而是实事求是，不回避自己临证中的不足和失误，对待错误有正确的态度。肠痈案中他记述"有一人未能成功，自愧医学不精，刀针手法，缺少师承，听其内溃而死，至今顾影自惭，故录出为后日之戒。"可见其境界之高！高尚的医德和良好的治学态度，正是余听鸿学术思想的重要基础。

五、医学贡献及对后世的影响

1. 发扬光大孟河医派

余景和对孟河医家资料进行搜集整理，收集了孟河医派各家旧方上万页，为孟河医家临证资料的搜集整理作出了重要贡献。他走出孟河迁居常熟后，行医为业，悬壶济世。由于医术精湛，医德高尚，屡次挽救患者于千钧一发之际，时有"余仙人"之美称，为孟河医派向外发展壮大起到了重要的作用。余景和著述颇多，其在这些医著中阐述了自己独特的见解，丰富了自己的临证经验，为后世医家留下了宝贵的财富，丰富了孟河医派的学术内容，完善并发展了孟河医派的学术特色，为孟河医派的完善与发展作出了积极的贡献。

2. 传授医术于后人

余景和一生育有四子，其中次子和三子继承父业。余景和次子名树钧，字振基，号渭耕，生于 1879 年，卒于 1918 年，以医为业。余景和三子名树仁，字振元，号渭泾，生于 1881 年，卒于 1927 年，师从于孟河名医丁甘仁先生，任丁氏上海中医专门学校教授，又帮助丁甘仁先生创办沪南北广益中医院，任副院长，其著述散见于《中医杂志》中。余景和生平不轻易收徒授业，只有弟子胡虞祥一人。胡虞祥，字云卿，浙江余姚县人，因久闻余景和大名，慕名前来常熟拜余氏为师。他在余氏的指点下，悉心研究《黄帝内经》等医学经典和名医著作，后来以医术精湛和能预判人生死闻名，悬壶济世于上海。由此可见，余景和在孟河医派的传承中占有重要的作用。一方面他得益于孟河医派收徒授业不分门户，师承于孟河费氏门下，同时受孟河各家学术影响，兼容并蓄，从而医术精进，医道大行；另一方面，他通过自己的切身行动让孟河医派向外发展，向下传承。

3. 对中医临床的贡献

《余听鸿医案》彰显了余景和诊断细致、治法全面、独具匠心的大医风范。且《余听鸿医案》一书文笔酣畅，深入浅出，在实际应用中也得心应手，为后世医家提供了丰富独特的临床诊疗经验，为祖国医学留下了一笔宝贵的财富，对中医临床的发展作出了很大贡献。从《余听鸿医案》诸多的医案中可以看出祖国医学宝库中包藏的丰富思想文化财富，挖掘这些思想对发展我国医疗卫生事业大有裨益。